Digestión fácil

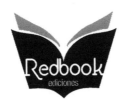

Digestión fácil

Anouk Allard

© 2017, Anouk Allard

© 2017, Redbook Ediciones, s. l., Barcelona

Diseño de cubierta e interior: Regina Richling

Ilustración de cubierta: Shutterstock

ISBN: 978-84-9917-499-0

Depósito legal: B-21.614-2017

Impreso por Sagrafic, Plaza Urquinaona, 14 7º 3ª, 08010 Barcelona

Impreso en España – *Printed in Spain*

Índice

Introducción 9

1. Digestión y absorción 11

2. El reflujo ácido 25

3. Los molestos gases 41

4. Las cándidas 49

5. El estreñimiento 61

6. Diverticulitis 75

7. Alergias alimentarias 83

8. Cálculos biliares 103

9. Hemorroides y almorranas 113

10. Hernia de hiato 123

11. Parásitos intestinales 131

12. Síndrome del colon irritable 139

13. Úlcera 151

Bibliografía 159

Introducción

No prestamos a nuestros intestinos, ni al sistema digestivo, toda la atención que merecen. Por un lado, las personas llamadas «civilizadas», con buenos modales, se sienten incómodas por lo que hacen las tripas y lo que sale de ellas. Por otro lado, la profesión médica todavía no ha abierto los ojos al importante papel que juega el sistema digestivo en nuestro estado de salud general. Uno puede aceptar que sea normal tirarse un pedo. Pero que no nos hablen de la importancia de examinar el color y la consistencia de nuestras heces, ¡o su aroma! Sin embargo, todo ello tiene mucho sentido, como se verá en este libro.

La medicina complementaria ha avanzado mucho en cuanto su aceptación por parte de la ortodoxia, pero todavía queda un largo camino que recorrer. Yo vengo del lado ortodoxo de la frontera, así que entiendo el problema. Cuando estudiaba medicina, nos enseñaban que las alergias alimentarias se limitaban a la enfermedad celiaca, y casos muy raros de alergia a los cacahuetes. Pero a ningún médico le cabía en la cabeza el concepto del síndrome del intestino permeable o la disbiosis intestinal. Y aunque algunos médicos admiten hoy que el síndrome del colon irritable existe fuera de la mente, son pocos los que aceptan que las cándidas del intestino pueden ser causantes de una mala salud.

No obstante, la observación de lo que puede pasar con una miríada de síntomas diferentes cuando la flora intestinal recupera su salud, los alimentos agresivos se retiran de la dieta y se mejora la digestión, debería hacer que, hasta los médicos más ortodoxos se parasen a pensar.

Este libro subraya la importancia del sistema digestivo para muchos enfermos, además de llamar la atención de la profesión médica hacia conceptos que sólo oyen cuando sus pacientes les hablan de ello.

1. Digestión y absorción

Digestión y absorción resultan igual de esenciales para nuestra supervivencia que el acto de respirar. Por eso es tan importante comprender qué le pasa a la comida una vez tragada; porque representa un paso importante para cuidar adecuadamente el sistema digestivo. Primero, veamos lo que pasa en una digestión sin problemas. Después, a medida que progresemos en el libro, veremos de qué recursos disponemos para afrontar algunas de las enfermedades más habituales que pueden presentarse cuando el sistema digestivo no trabaja como debería. Una manera sencilla de representar el tracto gastrointestinal –la tubería procesadora de los alimentos que corre por todo el cuerpo de un extremo a otro– es una especie de rosquilla muy larga. Si piensa en el agujero de la rosquilla como el espacio del interior de las tripas, puede comprobar que, de hecho, forma parte del mundo exterior, aunque esté en el interior del cuerpo.

El doctor Michael Gershon, en su libro *The Second Brain*, dice: «El diseño del cuerpo puede entenderse parafraseando a T. S. Eliot: Todos somos hombres huecos». En cuanto pillamos la idea de esta «oquedad», nos resulta más fácil comprender que la comida no está totalmente dentro del cuerpo hasta que ha sido absorbida a través de las paredes del intestino.

Y ésa es la razón por la que nuestra «piel interior» tiene una estructura tan distinta de la «piel exterior». En vez de ser dura e impenetrable, para protegemos del medio donde nos desenvolvemos, la pared del intestino tiene que ser permeable, para que los nutrientes de nuestros alimentos puedan atravesarla. El problema para muchos de nosotros es que buena parte de la comida que ingerimos no se digiere o no se absorbe adecuadamente.

Digestión es el proceso por el cual las voluminosas y complejas sustancias de los alimentos se descomponen en pequeñas unidades más pequeñas y sencillas, listas para ser absorbidas.

Absorción es el proceso a consecuencia del cual esos nutrientes atraviesan la pared del intestino, para penetrar en la sangre y en el sistema linfático, que se encargan de transportarlos por todo el cuerpo, para que lleguen a todas las células, donde los emplean para actividades muy diversas.

La función más importante de nuestro tracto gastrointestinal es:

* Digerir la comida.
* Descomponer esa comida en partículas lo bastante pequeñas para ser absorbidas por las células mediante la circulación sanguínea.
* Convertir los nutrientes en energía.
* Actuar como primera línea de defensa contra las infecciones.
* Neutralizar la toxicidad de los productos químicos y residuales.
* Eliminar los desechos del cuerpo.

La digestión empieza en la boca

No es que la gente piense que la digestión tiene lugar en la boca, pero es ahí donde comienza.

Cuando nos ponemos la comida en la boca, la naturaleza espera que la mastiquemos a conciencia, usando los dientes para dividir cada pedazo en pequeñas partículas. Por desgracia, casi todos comemos demasiado rápido, tragando al tiempo que masticamos, y dando a nuestras ingestas pocas oportunidades para ser adecuadamente digeridas.

12

La masticación no sirve sólo para tragar más fácilmente. Cuando masticamos, la saliva lubrica la comida, y una enzima digestiva que está presente en la saliva empieza a descomponer las féculas. La masticación también ayuda a triturar las partes fibrosas de las frutas y de las verduras crudas que no pueden digerirse (las membranas de celulosa). Sin este trabajo, nuestros cuerpos no serían capaces de asimilar las vitaminas, los minerales y otros nutrientes que se encuentran en esos imprescindibles alimentos frescos.

La amilasa es la enzima de la saliva que descompone los hidratos de carbono complejos (que a veces también se llaman almidones complejos) como el pan, la pasta y el arroz, en componentes más pequeños, listos para una digestión más completa en el interior del tracto digestivo.

¿Lo sabía?

¿Siempre se han preguntado por qué les pasa tan a menudo que sienten la necesidad de defecar inmediatamente después de terminar una comida? La acción de masticar manda al estómago señales de "prepárate, que llega comida», y también las manda al intestino, para que se vacíe y haga sitio a una nueva entrega de residuos.

También se mastican las proteínas

Aunque los alimentos proteínicos como la carne, los huevos, los frutos secos, la soja, el queso y el pescado, no se digieren químicamente en la boca, igualmente necesitan ser triturados por los dientes, que los dejan preparados para una desintegración más profunda cuando se encuentren en pleno proceso digestivo. La ingestión de proteínas en trozos grandes sólo puede significar que, por muy duro que trabajen los jugos gástricos para romperlos, seguramente parte de esas proteínas se quedarán sin ser digeridas.

Tenga en cuenta que las enzimas de la saliva ayudan a descomponer los alimentos que contienen hidratos de carbono, no los que contienen proteínas. Químicamente, la saliva se conoce como una sustancia alcalina —lo contrario del ácido, y no puede disolver las proteínas.

Aparte del hecho de que las membranas de nuestra boca y nuestra lengua no están diseñadas para resistir ácidos muy fuertes, si la saliva fuese ácida nuestros dientes se romperían en pedazos y se caerían. Una vez masticada, la lengua empuja a la comida hacia el fondo de la boca, donde se desliza por el esófago.

Riesgo de atragantarse

Si somos perezosos para masticar, eso significa que la saliva no lubrica la comida, que queda más seca y más difícil de tragar de lo que debería. Se puede «pegar» en el esófago, causando la desagradable sensación de que algo se ha «atascado» en la parte superior del pecho, que sólo desaparecerá cuando la información del sistema nervioso entérico (SNE, o «cerebro gástrico») acciona los reflejos para que desatasquen la comida y la empujen hacia abajo. No parece que sea una situación para ponernos en peligro de muerte, y no es lo mismo que atragantarse peligrosamente con un pedazo de comida que tapone la tráquea. Pero una masticación adecuada reducirá el riesgo de atragantamiento. Todo el mundo debería saber cómo se efectúan los primeros auxilios recomendados para esta emergencia concreta, la maniobra Heimlich, que dice que para desatascar la tráquea hay que aplicar una presión fuerte y repentina, hacia arriba, sobre la parte alta del abdomen, en el centro de la «V» que se forma entre las costillas.

Aunque masticar parezca fácil, si no masticamos bien cada mordisco, la comida no se rompe en partículas lo bastante pequeñas, y añadimos tensión a las siguientes etapas de la digestión. Una masticación pobre no permite que las enzimas de la saliva se distribuyan por toda la comida.

Comer deprisa puede provocar eructos, hinchazón, pedos y molestias digestivas. Si la digestión no va acorde con el plan natural, aunque sea en estos estadios iniciales del proceso, es posible que no digiera usted toda la comida que ingiere, ni absorba todos sus nutrientes. Vaya desperdicio.

Cuando tragamos

... nuestra comida pasa desde la boca a la primera parte del tracto digestivo, llamado esófago. Imagínelo como el hueco de un ascensor. La acción constrictora del esófago permite que la comida viaje a una velocidad controlada a lo largo del tubo, y cada bocado necesita de tres a diez segundos para hacer el trayecto. La tráquea no se abre directamente al estómago.

Al final del hueco hay una «compuerta» (conocida como el esfínter esofágico inferior, o EEI), que se abre sobre el estómago con una válvula de un solo sentido, diseñada para impedir que la comida pueda volver atrás por el mismo camino.

El esfínter esofágico inferior es la «compuerta» que separa el esófago del estómago. Puede ser importante recordar lo que es, si padece usted reflujo ácido o hernia de hiato. Más tarde volveremos a ver ese problema.

¿Lo sabía?

La válvula de un sólo sentido se convierte en válvula de doble sentido si tiene ganas de vomitar. El estómago se contrae y la compuerta se abre para propulsar fuera el contenido no deseado, permitiendo que el cuerpo se desembarace de residuos potencialmente venenosos.

Al llegar al estómago

El estómago no está en el ombligo, como mucha gente piensa equivocadamente.

La zona que queda por detrás del cinturón alberga los intestinos delgado y grueso. El estómago lo tiene un poco más arriba. Localice el suyo, mirando hacia abajo y a la izquierda de la parte frontal de su cuerpo, e imagine un saco en forma de «J», que llena casi todo el espacio desde debajo del pecho izquierdo, en diagonal hasta encima del ombligo, o de la hebilla del cinturón.

El estómago ejecuta tres funciones principales.

1. Actúa como depósito de reserva para las comidas, controlando el tráfico de los alimentos por el sistema. Sin esta «estación de control», la comida se vería lanzada directamente al intestino delgado. Por eso el «síndrome de vaciamiento rápido» es un problema habitual en las personas a quienes se les ha extirpado el estómago en cirugía total o parcial.

2. Segrega jugos gástricos:
   - Ácido hidroclórico, destruye algunos de los contaminantes potencialmente peligrosos que pueden encontrarse en los alimentos.
   - Pepsina, enzima que empieza a procesar las proteínas.
   - Lipasa, otra enzima; empieza a clasificar las gasas.

3. Revuelve y amasa la comida, hasta que la reduce a un estado semilíquido y la deja preparada para pasar –en pequeñas porciones– al siguiente departamento. El estómago lo hace girar todo cada veinte segundos aproximadamente, para permitir que todos los alimentos que contiene entren en contacto con los jugos gástricos que acabo de mencionar.

¿Lo sabía?

El ácido hidroclórico es tan fuerte y corrosivo que es capaz de disolver limaduras de hierro. La razón de que el estómago no se digiera a sí mismo y que la pared del estómago no acabe abrasada por el ácido es que lo protege una gruesa capa de mucus.

Cuando cosas como comidas demasiado especiadas, el alcohol o el tabaco causan la inflamación del revestimiento del estómago, o si la causa es la ingestión de medicamentos antiinflamatorios no esteroídicos («AINEs», que suelen recetarse para la artritis), la dolencia se conoce con el nombre de gastritis; literalmente, inflamación del revestimiento del estómago. Los síntomas pueden incluir náuseas, indigestión y dolor en la parte superior del pecho.

Si bien no siempre se diagnostica correctamente, la insuficiencia de acidez gástrica puede ser tan habitual como la acidez excesiva. Los niveles bajos de ácido hidroclórico son la causa de una enfermedad conocida como «hipocloridria». Cuando la ausencia de ácido hidroclórico es total, se llama «acloridria». Las dos situaciones conducen a una digestión incompleta de las proteínas, que a su vez puede ser origen de muchos problemas de salud. Pero también es interesante saber que los numerosos síntomas de acidez gástrica insuficiente –ardor de estómago, hinchazón, eructos, náuseas, molestias en la parte superior del pecho– son exactamente los mismos síntomas que los de la acidez excesiva. Otros síntomas habituales cuando el ácido hidroclórico es insuficiente son: sensibilidad a determinados alimentos, síntomas asociados con la candidiasis, parásitos y flora intestinal en mal estado, inflamación anal, comida sin digerir en las deposiciones, uñas descamadas y agrietadas y problemas dermatológicos, sobre todo acné o enrojecimiento en nariz y mejillas.

Si la bacteria conocida como *Helicobacter pylori* consigue multiplicarse en el estómago, la consecuencia más probable será una úlcera gástrica.

Un debilitamiento del esfínter esofágico o de los músculos del diafragma podrían dejar paso para que la parte superior del estómago y la más inferior del esófago se «deslizaran» en la cavidad torácica.

Conocida como hernia de hiato «deslizante», la presión ascendente provocada por el debilitamiento empuja al ácido a través de la apertura, y en consecuencia la sensación de ardor, o el reflujo ácido, cuando la comida consigue salir de nuevo al esófago.

¿Lo sabía?

Toda palabra que termine en «itis», casi siempre es indicadora de una dolencia relacionada con inflamación.

En el estómago

...la comida en estado líquido es empujada lentamente hacia abajo, a través de otra compuerta que hay en el extremo inferior del estómago, llamada esfínter pilórico, hasta la siguiente sección del tubo gástrico, el intestino delgado, que es un conducto asombrosamente complejo de seis metros de tubería milagrosa.

El intestino delgado, al que también llaman a veces colon delgado, tiene tres secciones. La primera escala tras el estómago se llama duodeno. Tiene una longitud de 30 cm, y es donde se absorben casi todos los minerales de nuestras comidas. Después viene el yeyuno, de 2,4 metros, que se encarga de las vitaminas hidrosolubles, los hidratos de carbono y las proteínas. La tercera sección, el íleon, es la más larga: 3,6 metros de cañería, responsable de las grasas, las vitaminas liposolubles, el colesterol y las sales de la bilis. No es necesario que recuerde estos nombres. Sólo piense en el conjunto como en una calle muy transitada, con montones de recovecos, y diferentes compuertas o conductos que segregan sustancias muy variadas gracias a unas glándulas accesorias que están situadas a lo largo del camino, incluidos el páncreas y la vesícula biliar.

El equilibrio ácido/alcalino en el duodeno es decisivo. El contenido ácido del estómago desencadena la liberación de la bilis, y las sales de la bilis (una cosa jabonosa) diseminadas por toda la calle desde la vesícula biliar, para ayudar en la emulsión de las grasas de los alimentos. Es como poner líquido desengrasante en un agua grasienta. (La bilis también actúa como «desinfectante» natural y anima la acumulación de bacterias beneficiosas.)

Vale la pena señalar que esta primera sección del intestino delgado no tiene la misma capa de revestimiento de la pared del estómago, que lo protege de ser atacado por los ácidos. Por eso es que el cuerpo tiene una serie de hormonas muy inteligentes, que pueden sentir el grado de acidez de lo que se aproxima, y calcular la alcalinidad necesaria. La información llega al páncreas que, junto con algunas enzimas, elabora bicarbonatos naturales que neutralizan el ácido. Este acto de equilibrio es vital, porque las enzimas pancreáticas sólo digerirán nuestra comida si el pH es neutro o ligeramente alcalino; si la zona permanece ácida, las enzimas se destruyen.

El pH es el símbolo que se emplea para indicar la acidez o alcalinidad de una sustancia. Tiene una escala de 1 a 14, donde el 1 significa muy ácido, y el 14 significa muy alcalino. Se dice que es neutro (ni una cosa ni la otra) cuando tiene un valor de 7. El uso más conocido del pH es el que figura en las etiquetas de los productos para el cuidado facial, donde "pH equilibrado» significa que el producto se adapta al grado ligeramente ácido de la piel, que oscila entre 5 y 5,6.

Hay tres enzimas importantes. La proteasa se encarga de las proteínas: la amilasa (que, si lo recuerda, también estaba en la saliva) descompone los hidrato; de carbono complejos (almidones) convirtiéndolos en azúcares simples; y la lipasa trabaja con la bilis para digerir las grasas. A lo largo de toda la calle, se abren otras compuertas microscópicas, que introducen los nutrientes en la circulación sanguínea.

El hígado es un «departamento» de especial importancia. Este equipamiento de desintoxicación masiva filtra y desactiva muchas de las sustancias indeseables que tomamos con la comida, el agua y los medicamentos. Produce un flujo constante de bilis que, al ser empleado como ayuda para descomponer las grasas, asiste el proceso de desintoxicación transportando los residuos indeseados de fármacos, hormonas, pesticidas y otros productos químicos al exterior del cuerpo.

El páncreas también es una pequeña glándula muy atareada, con más de una función. Además de todas aquellas enzimas y neutralizantes para los ácidos, tiene la responsabilidad de producir hormonas (insulina y glucagón) que regulan el nivel de azúcar en la sangre.

¿Qué puede ir mal?

- Cualquier cosa que altere las secreciones digestivas o dañe el revestimiento del intestino delgado puede tener serias repercusiones para la salud a largo plazo.

- La primera parte del intestino delgado, el duodeno puede sufrir de úlcera, igual que el estómago.
- Si la bilis no fluye libremente, no sólo tendrían problemas el hígado y la vesícula biliar. Las bacterias perjudiciales y las toxinas pueden multiplicarse, y las grasas no se digieren. Hinchazón, flatulencias, indigestiones, alergias, dolores de cabeza y estreñimiento no son más que algunos de los síntomas de mal funcionamiento del hígado. La bilis se vuelve demasiado concentrada, y el resultado previsible son los cálculos biliares. Un conducto de bilis bloqueado causa una presión que requiere inmediata atención quirúrgica.
- Si el páncreas no produce la cantidad correcta de enzimas, o las enzimas se destruyen, la digestión puede verse severamente deteriorada. Se cree que es bastante corriente la insuficiencia moderada de páncreas. Los síntomas son molestias abdominales, indigestión, gases y heces con material sin digerir. Las enzimas pancreáticas, como la bilis, ayudan a liquidar las bacterias y a impedir que se introduzcan en lugares donde podrían ser dañinas. En especial, las enzimas destinadas a digerir proteínas (las proteasas) tienen la misión de destruir otros microorganismos indeseados, hongos, parásitos y protozoos. Si los bichos malos se instalan, se alimentan de su comida, le roban los nutrientes, y hacen que se descomponga la comida que no se ha digerido. ¿El resultado? Putrefacción, toxicidad y algunos olores verdaderamente malos. Podría usted correr el riesgo de sufrir alergias, candidiasis o infecciones, poniendo en peligro al sistema inmunitario.
- Sucesivamente, la irritación y la inflamación de las superficies sensibles del intestino delgado por hongos, o partículas o comida sin digerir, pueden desembocar en un síndrome del intestino permeable, donde las pequeñas «perforaciones» se ven deterioradas y erosionadas.

Si las moléculas dejan comida sin digerir, más grandes, se filtran, pasan a la circulación sanguínea, perjudicando al sistema inmunitario, aumentando el riesgo de reacciones alérgicas e impidiendo la absorción de todos aquellos nutrientes realmente necesarios. Otras dolencias relacionadas con la inflamación y la mala absorción de nutrientes en el intestino delgado son la enfermedad celíaca (intolerancia al gluten) y las enfermedades inflamatorias del intestino, como la colitis ulcerosa y la enfermedad de Crohn.

¿Lo sabía?

Volviendo a donde estábamos hace un momento, al final del intestino delgado hay otra válvula que permite el paso de los residuos líquidos y otras sustancias hacia el intestino grueso, pero impide que vuelvan hacia atrás. Se llama válvula ileocecal. El nombre tiene sentido, porque es la unión de la última parte del intestino delgado, llamada íleon, y el primer tramo del intestino grueso, llamado ciego (del latín *caecum*).

En el intestino grueso

También llamado colon, es el responsable de la absorción de electrolitos (sales) y agua, además de clasificar y almacenar los desperdicios. Obviamente, no se llama «grueso» por su longitud, que con 1,7 metros sólo es un tercio de la del intestino delgado, sino por su gran diámetro. En esta longitud está incluido el recto (los últimos 13 centímetros) y el ano, que es el agujero al final de todo.

La eliminación eficiente de los desechos es tan importante para su salud como la propia digestión, y muchas enfermedades serias podrían evitarse si todos prestáramos más atención a los mensajes que nos envían nuestros intestinos.

Cuando la comida digerida llega a esta parte de nuestro cuerpo, ya se han absorbido todos los nutrientes esenciales. Todo lo que queda es una masa blanda que necesita procesarse rápidamente para salir. Por el camino, como el agua se reabsorbe, se vuelve algo menos blanda; mientras alcanza el recto, se aplasta y toma la forma blanda, pero bien moldeada de las heces. En el transcurso de un día, el colon reabsorbe alrededor de ½ litro de agua. Mucha gente bebe pocos líquidos y luego se preguntan por qué van estreñidos.

Millones de bacterias, algunas beneficiosas y otras no tanto, tienen aquí su punto de encuentro. Se elaboran las vitaminas del grupo B y la vitamina K. Y por supuesto, en el proceso se genera un considerable volumen de gas.

Mientras pasa todo esto, los movimientos musculares de esa importantísima cavidad amasan y mezclan los desechos, y las ondas de las contracciones peristálticas los propulsan hacia el sur o, si usted está leyendo esto en Australia o en las islas Malvinas, hacia el norte. Como sea, los sólidos terminan en el recto, esperando el aviso para ser expulsados, y entonces el movimiento muscular empuja las heces hacia el mundo exterior. Cuando se siente la necesidad de defecar, usted por fin vuelve a tener el control.

A tener en cuenta:
- La escasez de líquidos en la dieta deja las heces demasiado secas.
- *Viajan más despacio, y tienen dificultades para avanzar.
- La escasez de fibra alimentaria significa que la masa fecal no tiene volumen y resulta más difícil pasar de una cavidad a la siguiente. La consecuencia más probable es el estreñimiento.
- El bajo tono muscular, generalmente resultado de la falta de ejercicio y de la edad, pueden hacer que las ganas de defecar se dilaten, y las deposiciones se encojan formando bolas de gran dureza.
- El estreñimiento y el esfuerzo pueden desembocar en hemorroides, también llamadas almorranas. Esas venas dilatadas son la causa más corriente del sangrado rectal, la irritación y la desdicha generalizada.

- Las heces que permanecen en el colon demasiado tiempo no sólo se pudren o «se adormecen», sino que también generan toxinas muy perjudiciales, que pueden ser reabsorbidas hacia la sangre.

- El tránsito lento puede causar la enfermedad diverticular o diverticulosis (que se llama diverticulitis cuando los divertículos de la pared intestinal se inflaman). Es muy corriente en personas mayores, pero también puede afectar a los más jóvenes. Las dietas pobres en fibra, la escasa toma de líquidos, las digestiones incorrectas y el estreñimiento son factores contributivos.

- El estreñimiento prolongado sin solucionar se asocia con un elevado riesgo de cáncer de colon.

- El estrés y la ansiedad pueden desestabilizar el ritmo natural y el trabajo de todo el sistema digestivo, sobre todo del intestino delgado, aumentando el riesgo de adquirir el síndrome del intestino permeable.

2. El reflujo ácido

La gran variedad de nombres que se emplean para describir las molestias intestinales puede llevar a confusión. ¿Sabe usted qué es lo que solemos asociar con el ardor de estómago o de pecho, o de esófago? Puede que crea que se trata de ardor. Otro puede llamarlo «indigestión». Generalmente, los médicos lo describen como dispepsia. Lo llamemos como lo llamemos, estamos tratando de describir los incómodos resultados de una comida que no nos ha sentado bien. Quizá se deba a que hemos sido demasiado indulgentes con nosotros mismos. Gemiremos y refunfuñaremos, y seguramente volveremos a hacerlo, pero ¡a la porra!, lo hemos disfrutado, y de todos modos las estupideces dietéticas ocasionales no representan una amenaza para nuestra vida. Por lo general, basta con mantenerse apartado de las comidas abundantes y descansar durante la digestión. Pero hay veces en que la dispepsia puede ser un síntoma de que el sistema digestivo está forzado, y necesita un examen y un tratamiento.

Los síntomas más corrientes de una mala digestión se relacionan en la lista que sigue.

▸ Acné.
▸ Eructos/flatulencia.
▸ Gases.
▸ Capilares rotos en mejillas y nariz.
▸ Sensación de ardor en el pecho.
▸ Fatiga permanente.
▸ Círculos oscuros bajo los ojos.
▸ Flora intestinal deteriorada.

- Movimientos erráticos del intestino.
- Parásitos intestinales.
- Náuseas después de las comidas, y especialmente después de tomar algún suplemento.
- Picor en el recto.
- Anemia recurrente.
- Sensación de saciedad después de las comidas.
- Sensibilidad a algunos alimentos.
- Materia sin digerir en las heces.
- Uñas débiles, partidas, descarnadas o agrietadas
- Proliferación de hongos y aftas.

La dispepsia no es una enfermedad concreta, pero es el indicador de unas cuantas enfermedades. Y en efecto, se define como: «síntoma de, desarreglo de, o abuso del sistema digestivo que desemboca en ardor, o en incomodidad o en molestias en la parte alta del abdomen, en el pecho o en el esófago, con o sin náuseas, gases, flatulencias ni eructos». La molestia puede ser leve y poco frecuente, intermitente, o intensa y constante. Los síntomas pueden ser el resultado de una úlcera de estómago, o puede que se presenten aunque no haya ninguna evidencia de ulceración, y entonces recibe el nombre de dispepsia no ulcerosa. Algunos grados de dispepsia también pueden tener relación con cálculos biliares, gastritis, reflujo ácido, hernia de hiato, síndrome del colon irritable o diabetes. Asimismo, puede ser un efecto secundario de algunos medicamentos, o a un nivel más serio, consecuencia de un cáncer de estómago o un mal funcionamiento del páncreas. O simplemente puede ser el resultado de una pésima dieta, con demasiada comida, demasiado grasa, demasiado azucarada, o ingerida demasiado aprisa. El dolor de la angina de pecho suele ser confundido con una dispepsia.

Como hay muchas razones posibles para que aparezca la dispepsia, generalmente hace falta un poco de trabajo detectivesco para encontrar el detonante. Es por eso que, por si acaso se trata de algo serio, siempre recomiendo que informe a su médico si:

- Se da cuenta de que necesita usar antiácidos cada día, o después de cada comida.
- Regurgita ácido cada día, o cada noche.
- El dolor le despierta durante la noche.
- Cualquier actividad física le genera dolor.
- Le ha faltado la respiración, o siente vértigo o náuseas sin explicación aparente.
- El dolor se expande desde su pecho hasta la garganta y los brazos, o desde el centro hasta el lado inferior derecho de su abdomen.
- Ha perdido el apetito o le cuesta tragar.
- Ha experimentado una pérdida de peso repentina.
- Observa que en sus deposiciones hay sangre roja, o algo que se parece a los posos del café.
- Alguno de estos síntomas no remite y es recurrente.

Todo esto parece muy alarmante, ¿no? Pero debo insistir en que tener dispepsia no significa necesariamente que haya una enfermedad seria.

Sencillamente, el diagnóstico precoz ofrece más oportunidades para una completa recuperación. Y, aunque no lo crea, los médicos siempre prefieren que les moleste sin necesidad, antes que dejar pasar una revisión temprana.

¿Puede ser que no haya bastante ácido?

No es extraño que quien sufre de reflujo ácido tenga unos niveles bajos de ácido hidroclorhídrico. Es fácil que se diagnostique mal el problema, porque muchos de los síntomas se parecen a los del exceso de acidez. La producción de jugos gástricos tiende a disminuir a medida que nos hacemos mayores, y se cree que es algo normal después de los sesenta.

Los indicadores de que no hay suficiente ácido clorhídrico pueden incluir:

- Irritación anal.
- Dificultades para respirar.
- Gases.
- Molestias por ardor (llamado pirosis).
- Estreñimiento.
- Flatulencia.
- Ventosidades de olor pronunciado.
- Sabor metálico en la boca.
- Náuseas.
- Unas descamadas o agrietadas.
- Sensibilidad a algunos alimentos.
- Problemas dermatológicos, sobre todo acné y rojeces en las mejillas o la nariz.
- Llagas en la lengua.
- Síntomas asociados con candidiasis, parásitos y flora intestinal desestabilizada.
- Alimentos sin digerir en las deposiciones.
- Dolor en la parte alta del pecho.

Con estos indicadores, una visita al médico podría acabar fácilmente con la receta innecesaria de antiácidos. Así que, si lo que está tomando no le hace efecto, vuelva a hablar con él. Hay pruebas muy sencillas que están en su mano, y podrían determinar si anda usted sobrad de ácido clorhídrico o si produce poco. Si resulta que produce poco, puede tomar suplementos de ácido clorhídrico con las comidas. Pero no se le ocurra hacerlo sin hablar con su médico o con su especialista en nutrición, sin someterse a las pruebas necesarias.

¿Demasiado ácido?

Hay personas que tienen la mala suerte de sufrir una gran acidez. Si esto sucede casi cada día, o después de cada comida, o si los síntomas son persistentes e incluyen frecuentes regurgitaciones de ácido, los médicos suelen denominarlo enfermedad del reflujo gastro–esofágico, o ERGE.

El reflujo ácido tiene lugar cuando el esfínter esofágico interior (el EEI) no se cierra debidamente y permite que el contenido ácido del estómago retroceda, o «refluya» hacia la indefensa tráquea. Por supuesto, se supone que esto no tiene que pasar. Piense en una compuerta que se encuentra al final del hueco de ascensor, diseñada para impedir que el contenido del estómago pueda volver a subir, porque funciona como una válvula de un solo sentido. Se mantiene cerrada la mayor parte del tiempo, y se abre sólo momentáneamente cuando la comida llega frente a la compuerta, y un reflejo nervioso «da la vuelta a la llave».

Todos podemos padecer de ERGE, o reflujo ácido. Pero los grupos de riesgo más propensos son los siguientes:

- Embarazadas.
- Personas con sobrepeso.
- Fumadores.
- Bebés. Porque los peques no tienen el esfínter esofágico bien desarrollado. Por lo general, su tendencia a regurgitar los alimentos disminuye en los primeros meses de vida, a medida que el sistema digestivo madura y los músculos se hacen más fuertes.
- Los que padecen hernia de hiato.
- Todos aquellos que tienen una digestión de mala calidad.

¿Qué agrava el reflujo ácido?

La tendencia al reflujo se ve exacerbada si el estómago se llena demasiado, si se produce exceso de ácidos cuando no es el momento, o cuando aumenta la presión en el estómago o sobre el mismo. Sin embargo, esto sólo pasará si nuestro amigo el esfínter esofágico inferior (EEI) ya ha perdido fuerza, o si hay una hernia de hiato.

También puede entrar en juego la gravedad, si la compuerta se abre aunque sólo sea una rendija, y estamos echados. Una mínima cantidad de ácido no causa problemas, porque la superficie que está justo por encima del esfínter tiene unas glándulas que se encargarán de segregar bastante jugo alcalino para neutralizar el ácido. Pero si pasa repetidas veces o la cantidad de ácido es mayor, entonces aparecerán el dolor y el ardor, y podría llegar a erosionar el desprotegido recubrimiento del esófago.

Comer abundantemente por la noche o echarse demasiado rápido después de ingerir una comida, también pueden provocar llagas en el esófago. Si esto sucede lo bastante a menudo, el ácido deteriorará el recubrimiento del esófago. Tal como vimos en nuestro viaje a través del sistema digestivo, el recubrimiento del estómago está diseñado para soportar la fuerte acción del ácido hidroclórico que produce para descomponer las sustancias de los alimentos; sin embargo, el esófago no está tan bien protegido.

Enfermedad de Bornholm

Las molestias asociadas con una dolencia conocida como enfermedad de Bornholm pueden confundirse con esofagitis o incluso con un infarto. Sin embargo, no guarda ninguna relación, porque se trata de un virus que provoca la aparición de llagas en la garganta, o inflamación y espasmos dolorosos en la garganta, en el pecho o en la parte superior del abdomen.

Posibles síntomas de reflujo ácido

▸ Angustioso ardor en el pecho, que la mayoría diríamos que se trata de ardor de estómago. Si alguna vez ha experimentado esa sensación de «tener–que–sentarse» por la noche, es posible que el esófago se haya visto salpicado por un poco de ácido.

▸ Sabor amargo en la boca, resultado del regreso del ácido tan lejos que alcanza la faringe (garganta).

▸ La comida repite, y hay eructos.

▸ Voz ronca, y como el reflujo ácido puede irritar la laringe, (la caja de resonancia de la voz), muchos afectados se quejan de que les cuesta respirar.

La visita al médico

El reflujo ácido puede tratarse de distintas maneras. Mucha gente responde extraordinariamente bien a los cambios de dieta y de estilo de vida. Para otros, la opción es medicarse y –en casos extremos– someterse a cirugía. Puede que su médico ya le esté tratando contra el reflujo ácido. Pero si no es así y lleva más de una semana padeciendo alguno de los síntomas explicados, y las cosas no han mejorado, no dude en pedir cita en su centro médico habitual.

Si el tratamiento que sigue en la actualidad no le hace efecto, hable de ello con su médico. Si no ha respondido a la medicación o si los síntomas son muy severos, entre las nuevas pruebas podría incluirse una endoscopia. Es un procedimiento indoloro, que implica introducir un tubo delgado y flexible, con el cual el médico puede ver el interior del esófago, el estómago y la primera sección del intestino delgado. Antes de empezar, le administrarán un sedante suave, y puede ser que tenga que descansar unas horas después de la prueba. Trate de contar con alguien que pueda acompañarle después, ya que no podrá conducir, y tampoco conviene que tome un transporte público sin acompañante. Es posible que también le hagan una prueba para saber si tiene *Helicobacter pylori*, la bacteria que hoy se sabe que es la causante de casi todas las úlceras. Esta prueba se hace tomando una prueba de aire o de sangre.

Antiácidos

Seguramente le recetarán un antiácido como hidróxido de aluminio, sales de magnesio, carbonato cálcico, o bicarbonato sódico. Estas sencillas sustancias alcalinas son los fármacos más habituales que se recetan para el reflujo ácido. Lo que hacen es neutralizar el ácido, pero como el efecto dura poco y los síntomas suelen reaparecer cuando uno deja de tomarlas, puede llegar al punto en que necesite toma después de cada comida. Cada producto actúa de forma distinta, así que si uno no funciona se puede probar con otro. Los efectos secundarios más destacados son flatulencia y cambio en los hábitos intestinales. Los antiácidos que contienen magnesio pueden provocar diarrea. Los que contienen aluminio pueden estreñir.

Fármacos protectores

Deberían ofrecerle tomar protectores intestinales en pastilla o líquidos, cuya función es recubrir el interior del esófago y el estómago, para que puedan defenderse del ataque ácido. Muchos de estos fármacos provienen de alginatos (obtenidos a partir de algas marinas), pero también pueden contener hidróxido de aluminio y bicarbonatos.

Como los antiácidos del apartado anterior, sólo actúan sobre los síntomas, que pueden reaparecer en cuanto el recubrimiento se disuelve.

Antiespasmódicos

Generalmente tienen una base mentolada, y actúan sobre el reflujo ácido reduciendo la tensión –los espasmos– de la pared del estómago. También ayudan a reducir la sensación de saciedad. Los efectos secundarios son muy pocos aunque, por desgracia, la menta puede agravar el reflujo de algunos sujetos. Si usted está dentro de ese grupo, no tema mencionarlo a su médico.

Medicamentos para reducir la secreción ácida

Si las medicinas más sencillas no logran ningún resultado, por lo general la próxima opción son aquellos que reducen la secreción de ácidos. La investigación científica nos dice que hay una poderosa sustancia química natural, llamada histamina, que estimula la liberación de los jugos gástricos. Los fármacos llamados «antagonistas de los receptores res de H^2» como la cimetidina y la ranitidina, bloquean la acción de la histamina, y por tanto ayudan a reducir la cantidad y la acidez de las secreciones del estómago. Esta familia de fármacos, generalmente es bien tolerada, aunque puede haber efectos secundarios como dolores de cabeza, mareos, boca seca, sarpullidos, estreñimiento, diarrea y fatiga.

También puede darse una reducción en la absorción de algunos nutrientes. No se recomienda en absoluto su empleo en largos periodos, y cuando la medicación se toma de forma discontinua las úlceras pueden reaparecer. Esta clase de fármacos puede no ser recomendable si usted debe tomar determinados medicamentos para el asma, o anticoagulantes.

Inhibidores de la bomba de protones

Hay una familia de fármacos más fuertes que se denominan inhibidores de la bomba de protones» –omeprazol, lansoprazol y pantoprazol– que actúan sobre la enzima que acciona la secreción de ácido, y la detienen totalmente. Los efectos secundarios pueden ser náuseas, estreñimiento, diarrea, gases, dolores de cabeza, mareos y sarpullidos. Inevitablemente, sin la presencia de ácido en el estómago para descomponer los alimentos, las proteínas no se digerirán como es debido y la absorción de los nutrientes se verá afectada. Toda droga que bloquee la segregación de una sustancia que suele considerarse esencial para el funcionamiento natural del organismo, incluso si esa droga elimina los síntomas, debería controlarse y no debería tomarse durante un periodo de tiempo prolongado.

Antibióticos

Si se confirma la presencia de *Helicobacter pylori*, lo más probable es que le receten un tratamiento con antibióticos, junto con alguna medicación supresora del ácido. Se supone que al erradicar la bacteria se curará la úlcera, y no será necesario seguir tomando fármacos.

Tanto los antagonistas de los receptores de H^2 como los inhibidores de la bomba de protones fueron durante mucho tiempo el tratamiento elegido para la úlcera, y son verdaderamente efectiva para curar la úlcera péptica, pero a menos que se prescriban a la vez antibióticos para erradicar la bacteria *H.pylori*, los antagonistas H^2 tendrán un éxito limitado.

Como resultado directo de la experiencia de tantos pacientes a quienes se recetaron fármacos antiúlcera, uno tras otro, sin controles regulares, me gustaría insistir en los siguientes puntos de atención. El tratamiento con uno o más de estos medicamentos durante un periodo de tiempo breve puede dar resultados excelentes, pero no se recomienda el uso prolongado. Si lleva más de tres meses tomando el tratamiento sin visitar al médico, pida hora y vuelva a hablar del asunto. La medicación supresora del ácido, si se toman demasiado tiempo, o si se toman sin control, más que curar la enfermedad pueden estar ocultando los síntomas. La mejor forma de librarse de los problemas del reflujo ácido es la combinación de visitas al médico con cambios sensatos en el estilo de vida y en la dieta, que a fin de cuentas ayudan a solucionar los problemas existentes y previenen la reincidencia.

Tengan en cuenta que muchos medicamentos de los que he hablado en este capítulo pueden pedirse sin receta en el mostrador de la farmacia. Otros sólo se venden con receta. Si tiene alguna duda, pregunte a su farmacéutico o a su médico.

Combatir el reflujo ácido

Su dieta

Aquí tiene algunos consejos de mejoras concretas que puede aplicar a su dieta.

- No abuse de los productos lácteos: Una de esas extrañas ironías dietéticas es que los alimentos que usted cree más beneficiosos son los que suelen quedar en segundo plano, y viceversa. Aunque ahora ya queda anticuado, uno de los «antiácidos» que se recetaban más a menudo era la leche, que muchos médicos recomendaban hace algunos años para los estómagos con úlcera y esófagos llagados. Hoy sabemos que lo que puede hacer la leche de vaca es aumentar la producción de ácidos en el estómago, así que si padece reflujo ácido es mejor que evite la leche. Para muchas personas, en cambio, la mayor y mejor diferencia en su sintomatología es dejar de tomar cualquier producto elaborado con leche de vaca. Otros consideran que los yogures y los quesos, especialmente los que están hechos con leche de oveja o de cabra, no les provocan problemas. La única forma de saberlo es probar.

- Refrésquese con una nueva dieta: Las frutas y verduras, hasta no hace tanto, eran algo vetado para las úlceras, porque se creía que agravaban la producción de ácido. Pero el ácido de las frutas que comemos no es igual que el ácido de nuestros estómagos. Sugerir otra cosa es no entender en absoluto el proceso de la digestión. Aunque algunas frutas tan «afiladas» como los cítricos, las ciruelas y el ruibarbo no son fáciles de digerir por estómagos sensibles, hoy está aceptado que la ingesta de una mayor cantidad de productos frescos puede hacer más para mejorar la producción de ácido que la dieta blanda defendida tiempo atrás. Prométase que tomará cada día cinco raciones de frutas frescas, verduras y hortalizas. Son alimentos ricos en fibra y cargados de nutrientes. Por lo general se digieren mucho mejor que los tentempiés cargados de grasa y los alimentos demasiado proteicos, como la carne. Pero...

- Evite los frutos cítricos durante una temporada: El más problemático de todos los alimentos, según mi experiencia, es el zumo de naranja envasado. Y no es por el ácido del estómago, sino porque el zumo de naranja es un alérgeno comente que no suele digerirse bien. Así que antes de volverse loco, o loca, y dejar de tomar también limones, pomelos y limas, pruebe primero a dejar el zumo de naranja. Si es muy sensible al ácido cítrico y otros alimentos ácidos, puede serle de ayuda dejar el vinagre, los aliños preparados y todo lo que contenga ácido cítrico (E330 en las etiquetas de alimentos), hasta que los síntomas se suavicen. Del mismo modo, el tomate envasado y el tomate cocinado tienden a inducir mayor producción de ácido que los tomates crudos y pelados, comidos en ensalada.

- Pruebe a combinar los alimentos: A veces lo que causa el ácido no es un solo ingrediente de lo que comemos, sino la combinación de más de un alimento. Por ejemplo, uno de los peores culpables del malestar de estómago puede ser una combinación tan imposible de digerir como el ácido de las frutas mezclado con alimentos que contengan hidratos de carbono (como los pasteles de frutas). Puede que si piensa con cuidado en sus comidas y en cómo las combina, no necesite nada más para experimentar una mejora. La combinación de alimentos es un sistema muy sencillo que se basa en no mezclar proteínas e hidratos de carbono en la misma comida.

- Corte con las grasas: Una dieta muy grasa puede agravar el reflujo ácido, porque las gradas tardan mucho en digerirse, por lo que retrasan el vaciado del estómago, y a menudo demandan demasiada cantidad de jugos gástricos. Trate de evitar las comidas demasiado grasas, sobre todo las comidas «rápidas» para llevar como hamburguesas, patatas, empanadas y pizzas cargadas de queso.
- Mejor a la plancha que frito. Tire esa sartén o aquella freidora grasienta. En su lugar, cocine las cosas asadas o a la plancha.
- Tómese un descanso entre bocados: ¿Recuerda nuestro viaje por el sistema digestivo? Cuanto más deprisa come, en peores condiciones trabaja su estómago y más aumentan las probabilidades de que tenga ardor. Vacíe su boca completamente, y espere un momento, o dos, antes del siguiente bocado.
- Dedique un poco de tiempo a planear sus comidas: Así se asegurará de no encontrarse con la nevera vacía, y de no tener que correr para pillar lo que sea en su poco tiempo libre. Es en estas ocasiones cuando la comida rápida y los tentempiés basura se convierten en una gran tentación.
- Cuidado con restringir su dieta: Los alimentos listados en el cuadro anterior son aquellos que los pacientes citan más a menudo como responsables de sus problemas. Pero cada

uno es distinto, y el que cita una persona no es el causante de los problemas de otra. Así que, por favor, no piense que tiene que eliminarlos todos de su dieta. Podría estar restringiendo un alimento especialmente nutritivo sin ninguna razón. Si sospecha que un determinado alimento le ha hecho daño, exclúyalo durante un par de semanas, y luego vuelva a introducirlo antes de evaluar si ha habido mejora. Sólo entonces, si tiene la seguridad de que es un detonador del problema, puede dejarlo completamente.

- No especie su vida: Las especias fuertes y los alimentos picantes pueden agravar el ácido en algunas personas. Las comidas envasadas, en especial las comidas de preparación rápida y las sopas envasadas, suelen llevar mucha pimienta, mucha sal u otros aromatizantes fuertes. Si su sistema digestivo está soportando mucha presión, deje las especias durante un tiempo, y eso sirve tanto si come dentro como fuera de casa. Las especias «más calmadas» como el coriandro, el comino o el cardamomo pueden seguir en su plato. El único modo de saberlo es experimentando.

- Corte por lo sano con la cafeína: Estas son muy malas noticias para quienes sufren de ardor de estómago. Aprenda a beber menos café y té, y opte por bebidas con gas que no contengan cafeína. Pruebe montones de infusiones diferentes, de hierbas o de frutas; añádales un poco de raíz de jengibre fresca rallada por encima, o un poco de miel. ¡Delicioso! Y beba más agua.

- No se agarre a la botella: El exceso de alcohol puede agravar numerosos trastornos digestivos, y es muy posible que provoque ataques de reflujo ácido. La cerveza y los licores pueden aumentar los síntomas mucho más que el vino, así que yo sugeriría que se quede en un vaso de vino por día, o lo elimine totalmente para ver si los síntomas desaparecen.

Hay otras cosas, además de las mejoras en la dieta, que puede hacer si tiene reflujo ácido.

- Olvide el tabaco: Si fuma, haga lo que sea para dejarlo. Dígase que va a hacerlo ahora mismo, por el bien de su salud.. o porque está impregnado de un olor como el de un cenicero rancio, porque no conviene a quienes le rodean, porque no conviene a su salud en general, porque desencadena el caos en su digestión y porque quiere vivir una vida larga y saludable. ¿Y quién necesita un motivo? Las sustancias químicas del tabaco hacen que generemos una superproducción de ácido en el estómago (demasiado ácido es tan malo como demasiado poco), lo que reduce la frecuencia del vaciado e impide que el esfínter esofágico trabaje adecuadamente. Si es fumador y tiene ardores, estoy segura de que ha llegado por sí mismo a la conclusión de que el tabaco empeora los síntomas.

- Pierda algo de peso: Si pesa más de lo que debería, despojarse de ellos sería un inmenso favor para sus digestiones. Porque los neumáticos alrededor de la cavidad abdominal aumentan la presión en su interior y empujan continuamente el contenido del estómago (y, por supuesto, el ácido) hacia arriba, es decir, hacia el esófago.

- Deje sitio a sus tripas: Afloje esa goma. No se ciña tanto el cinturón. Olvide los tejanos apretados o los anticuados corsés. La ropa apretada, literalmente comprime el interior del cuerpo, empuja el contenido del estómago hacia arriba y aumenta el peligro de reflujo ácido.

- Tómese algún descanso: El estrés constante puede afectar a su proceso digestivo y provocar que se produzcan niveles altos de ácido en el estómago, incluso cuando no hay comida en él. Aprenda a relajarse y a cuidarse.

- Muévase: Además de una dieta saludable, la actividad regular podría ayudarle a eliminar la presión del abdomen y mejorar la función digestiva, al recortar las grasas y tonificar los músculos. Caminar con buen ritmo durante media hora, alrededor de la manzana o a través del parque, podría representar una gran diferencia. Camine, no corra. Si acaba de comer, basta un tranquilo paseo; pero si va a hacer ejercicios más fatigosos, deje pasar antes una hora.

- Pruebe a usar antiácidos naturales: Los antiácidos naturales pueden ser tan efectivos como los fármacos, y en el mercado hay muchos preparados libres de fármacos, para tratar la acidez. El olmo puede calmar un estómago en guerra. Pregunte en su tienda de dietética sobre los preparados con esta planta. También funciona *Silicium* de Bioforce A. Vogel; una cucharada sopera de gel disuelta en un vaso de agua o de zumo, tomada quince minutos antes de comer, forma una capa protectora sobre el tracto digestivo. Hay otros productos eficaces para combatir la acidosis.

- Cuidado por la noche: Para los que están peor, los síntomas del reflujo ácido pueden empeorar cuando están durmiendo. Si deja el asunto sin tratamiento, le impedirá descansar, y los ataques de reflujo repetidos pueden llevar a sendos problemas de salud, incluso sangre o úlcera de esófago. El ácido también puede regurgitar a los pulmones, causando dificultades para respirar, y aumentando el riesgo de infecciones. Un pequeño porcentaje de afectados también puede desarrollar una dolencia más grave, conocida como Esófago de Barrett. Si se despierta carraspeando, tiene irritación en la garganta cada mañana o un sabor ácido en la boca, o siente la respiración como limitada, no tarde en visitar a su médico.

- No coma tarde: Trate de cenar temprano, y no coma porquerías si es muy tarde, sobre todo hamburguesas, patatas fritas, pizzas, tentempiés salados o chocolate. El mejor tentempié cuando ya no vaya a tardar en acostarse pude ser un yogur o una pieza de fruta, pero con cualquier otra cosa la gresca está asegurada. Si por ejemplo, se come una bolsa de patatas justo antes de ir a la cama, seguro que no las habrá digerido antes de estar en posición horizontal.

- Cuide su espalda: La desviación de la espina dorsal puede ser la causa de reflujo ácido. Si además de exceso de ácido tiene problemas de espalda, debería visitar al especialista. Cambie también su almohada regularmente. Quizá resulte conveniente pagar algo más y comprar una algo más firme, que conserve la forma y mantenga en buena posición el cuello y la espina dorsal.

Reduzca el riesgo de tener un ataque por la noche: Si uno de sus problemas son los ataques por la noche, pruebe a levantar la cabecera de su cama unos diez centímetros, pero asegúrese de que lo que usa para ello es fuerte y no va a romperse. Poner otra almohada bajo la que ahora tiene no es una buena idea, porque tiende a presionar a la espalda y desalinearla mientras duerme, y puede desembocar en rigidez de cuello o dolor de espalda. Sería mejor poner una almohada entre el colchón y el somier. Otra opción es poner una cuña hecha a medida entre el extremo del colchón donde va la almohada y el somier.

Consejos para reducir el riesgo de reflujo ácido
1. Coma platos menos llenos.
2. Deje de fumar.
3. Mastique a conciencia.
4. Deje la leche de vaca.
5. No tome café.
6. Pruebe a combinar los alimentos.
7. Olvide el alcohol, al menos por un tiempo.
8. No ingieras fruta e hidratos de carbono en la misma comida.
9. Reduzca las grasas de su dieta.
10. Si tiene sobrepeso, trate de perder algunos quilos.

3. Los molestos gases

Cuando el abdomen se siente lleno e hinchado, la dolencia se llama «gases». Casi siempre tiene su origen en un aumento del gas intestinal. Si le sale en forma de eructo, con o sin la suave fragancia de su última comida, se conoce como flatulencia. Si lo expele por abajo, quizá con un perfume más barato, se llama flato o, más familiarmente, pedo.

La buena noticia es que todas las clases de gas responden realmente bien a los cambios en la dieta. Espero que los consejos de este capítulo y de los epígrafes de otros capítulos que guardan relación puedan serle de ayuda para reducir el dolor, la presión y la desdicha de un abdomen hinchado.

¿Quién puede tener gases?

Todo el mundo, a cualquier edad, puede tenerlos.

¿Qué lo agrava?

▶ Comer chicle.

▶ Comer demasiado aprisa.

▶ Comer más de la cuenta.

▶ Digestión incompleta.

▶ Enzimas digestivas inadecuadas.

▶ Estreñimiento.

▶ Hablar mientras se mastica.

▶ Intolerancia a la lactosa.

▶ Mal funcionamiento del hígado.

▶ Masticar inadecuadamente.

▸ Pérdida del equilibrio de la flora intestinal.

▸ Tragar aire (aerofagia).

Otras dolencias asociadas con los gases:

▸ Candidiasis (crecimiento excesivo de las cepas).

▸ Colitis ulcerosa.

▸ Edema (retención de fluido).

▸ Enfermedad de Crohn.

▸ Enfermedad diverticular.

▸ Obstrucción del intestino.

▸ Síndrome del colon irritable (SCI).

Como es natural, casi todos nos sentimos incómodos si ocasionalmente tenemos gases, pero en realidad es de lo más normal, y no debemos avergonzarnos. Tampoco es siempre una señal de que algo no va bien; sólo es un modo de liberar la presión interna.

Que la flatulencia, o el flato, puedan considerarse «normales», en realidad depende de lo que haya comido, de si digiere mejor o peor, de su eficiencia para evacuar, ¡y de cómo huele! Cuando hay que pasar a la acción es cuando el minieructo, el eructo de talla especial, o el pedo solapado se vuelven persistentes y constantes.

Aquí huele fatal

Las descargas de olor persistente no sólo son desagradables para los demás, sino que pueden no ser una señal de tan buena salud para usted mismo, sobre todo si el resultado de sus visitas despeja el barrio, o hace inaccesible el lavabo, el aseo, el baño, el váter, el escusado o el retrete, durante varias horas al día.

Los gases no son asunto de risa. El aire atrapado puede provocar la presión y la incomodidad más atroces, tanto que a veces lo han confundido con muchas otras dolencias más serias. Puede parecer como si estuviera atrapado bajo el diafragma, o en lo más profundo de la cavidad abdominal, o incluso debajo de la clavícula. Cuando parece que el gas ya no esté en el sistema digestivo, sino en otra parte del cuerpo totalmente distinta. La explicación más probable es que la presión en el intestino causa tanto dolor, que éste irradia hacia otras zonas.

El gas puede llegar a su intestino de distintas maneras:

- Masticando chicle.
- Hablando con la boca llena.
- Tragando aire cuando tiene ansiedad.
- Cuando se abre el abdomen en una operación quirúrgica, pueden darse dolorosos ataques postoperatorios de gas.
- Los hidratos de carbono (almidones, alimentos azucarados) pueden producir gas en el intestino grueso, debido a un proceso llamado fermentación. El azúcar de las frutas, que es el hidrato de carbono más importante que hay en ellas, puede fermentar en su intestino grueso, haciendo que se sienta hinchado. Las mismas frutas son una causa corriente para los gases intestinales, mucho más a menudo si se comen con otros alimentos determinados. En especial, los alimentos con mucho almidón y las frutas resultan en una combinación particularmente gaseosa.
- Los alimentos que no se digieran totalmente en el intestino delgado, cuando lleguen al grueso se verán atacados por las bacterias y esos restos fermentarán y generarán gas como producto derivado. La situación puede empeorar si la beneficiosa flora intestinal —responsable de conservar el buen olor del sistema— tiene un bajo rendimiento.
- Las dietas con mucha fibra, las cebollas y, como todo el mundo sabe, las alubias, ¡son fuentes de briosos flatos!
- Las comidas muy grasas pueden generar gas si no se descomponen debidamente en el intestino delgado.
- Si no se mastica adecuadamente, puede haber una mala digestión, que a su vez anima a las bacterias a multiplicarse más de la cuenta, con el consiguiente gas.

Aerofagia

Casi todo el mundo traga aire cuando come. Hay gente que traga aire hasta cuando no come. Se llama aerofagia. Observe a los que comen demasiado aprisa o hablan con la boca llena, y parece que su conversación esté marcada por la necesidad de expeler aire.

¿Le preocupa la leche?

Una causa muy comente de la hinchazón y los gases es la dolencia que se conoce como intolerancia a la lactosa. Es la incapacidad para digerir adecuadamente el azúcar natural (lactosa) que se encuentra en la leche.

Mejore la digestión

Dé algunos pasos para mejorar la forma en que su cuerpo digiere la comida, como masticar cada bocado a conciencia, sentarse para comer y no salir comendo inmediatamente después de acabar. Puede parecer aburrido de tan fácil, pero estos cambios pueden dar pie a una sorprendente diferencia.

▶ Compruebe su postura: Una postura medio recostada o muy encogida restringe los órganos digestivos, y puede quedar gas atrapado.

▶ Mastique con la boca cerrada: Y no hable mientras come. Una boca abierta aspira aire, aumentando el riesgo de gases y eructos.

▶ Deje los chicles: Si tiene hinchazón, flatulencia o flato, arrégleselas sin este notable generador de gases.

▶ Enlate las latas: Toda esa efervescencia enlatada no sólo está llena de azúcar y cargada de aditivos, también está llena de burbujas. Y el solo hecho de beber directamente de la lata empeorará la hinchazón y los eructos.

¿Lo sabía?

¿Sabía que un ser humano de tamaño medio contiene 40 litros de agua, bastante carbón para hacer 9.000 minas de lápiz, suficiente fósforo para 8.000 cajas de cerillas, hierro para 5 clavos, la sal necesaria para llenar 6 saleros, y tanto aire como para hinchar un globo capaz de elevar el cuerpo hasta la cima del Monte Snowdown (1.085 m)?

- Tómese su tiempo para las comidas: Si engulle la comida significa que, seguramente, también traga montones de aire.

- ¿Lleva dentadura postiza?: Repasar la boca con la lengua para comprobar cómo está la dentadura también es una de las formas más habituales de tragar aire.

- No desprecie las frutas: No comer fruta significa que se pierden todos los maravillosos nutrientes que son tan importantes para su buena salud. Pero comer fruta con otros alimentos o después de la comida principal, puede hacer que no se digieran como es debido, y en consecuencia fermenten y generen gases. Así que no es recomendable. En vez de marginar la fruta totalmente, pruebe a comerla de otra manera, como por ejemplo: A modo de entrante, al empezar las comidas, cuando el estómago está realmente vacío. Las frutas tienen más posibilidades de llegar al final del intestino y ser digeridas antes de que lleguen al estómago los otros alimentos. Puede parecer poco convencional, pero es un consejo que parece funcionar, si tiene la precaución de dejar pasar diez o quince minutos antes del plato principal.

- Mastique todas las frutas a conciencia. Aunque la piel de la fruta puede aportar una fibra dietética de gran calidad, puede resultar conveniente descartarla. Si tiene algún problema intestinal, como gases o reflujo ácido, no mezcle la fruta con verduras crudas o con ensaladas. Nadie sabe porqué, pero hay gran cantidad de anécdotas que sugieren que esta combinación puede aumentar el riesgo de flatulencia y molestias por aire retenido. Muchos afectados dicen que tomar como tentempié una pieza de fruta y un yogur de leche de oveja o de cabra, resulta una combinación fácilmente digerible.

- Haga lo que haga, evite mezclar frutas con alimentos que contengan hidratos de carbono, como, pan, arroz o repostería.

Alimentos que se consideran responsables de generar gases:

- Leche.
- Queso.
- Yogur de leche de vaca.
- Salvado de trigo.
- Azúcar.
- Productos elaborados con harina de trigo como pan, galletas, bollos, repostería y pasteles.
- Alubias.
- Verduras como el bróculi, la coliflor, la remolacha, la cebolla, las acelgas y las espinacas.
- Determinadas frutas.
- Chicle, tanto el corriente como el que no contiene azúcar.

No restrinja su dieta

Muchos de los alimentos relacionados en el cuadro anterior son muy ricos en gran variedad de nutrientes, y por tanto pueden ser elementos importantes de una dieta saludable. Imagine lo que pasaría si dejara de tomar completamente esos alimentos. Tendría muchas posibilidades de caer en una peligrosa desnutrición, y correría el riesgo de tener muchos más gases. Le he dado la lista para que pueda tratar de identificar qué alimentos, en todo caso, le causan más problemas.

Pero no es exclusiva. Puede ser que ya haya descubierto un grupo completamente distinto de alimentos que le sientan mal. Mejor que prohibirse muchos a la vez, pruebe a eliminar cada vez un solo alimento concreto; pruebe a comer pequeñas cantidades del mismo de forma cada vez más espaciada, antes de eliminarlo totalmente. Retire de su dieta completamente un alimento sólo cuando tenga la seguridad de que es la única opción.

Posibles soluciones a su problema

- Las cebollas pueden ser una importante fuente de gases para mucha gente, pero el agua de cebolla puede ser un remedio efectivo. Corte una rebanada muy fina de cebolla, y póngala en un vaso de agua templada de diez a quince segundos (use agua llevada a ebullición y dejada enfriar). Quite la cebolla, y beba un sorbo de esa agua cada hora.

- El tomillo confiere un delicioso aroma si se añade a recetas donde haya verduras cebollas o alubias, y colabora mucho en la reducción del aire generado.

- Una infusión clarita de menta es otra vieja pero efectiva manera de espantar a los gases.

- Los compuestos elaborados con hierbas que contengan reina de los prados, también llamada ulmaria (*Filipendula ulmaria L.*), pueden ser una solución no farmacológica muy efectiva para reducir el gas y solucionar los problemas digestivos. Pregunte en su tienda de productos dietéticos por preparados o comprimidos que contengan ulmaria, o alguna infusión que combine ulmaria con anís.

- Los comprimidos de carbón vegetal están pasados de moda, pero son muy eficaces para reducir la acumulación gaseosa.

- Los compuestos de minerales y fosfato de sodio pueden reducir la hinchazón al regular la producción de jugos gástricos, y ayudar al buen funcionamiento del hígado en la digestión de los alimentos grasos y los alcoholes.

- Un tranquilo paréntesis de relajación, alguna respiración profunda y masaje abdominal (pídale a su pareja que le dé un masaje en la barriga, o hágalo usted mismo) pueden acelerar el alivio. Y masajear los pies, sobre todo la almohadilla y el puente de cada pie, o las palmas de las manos, puede ser un paliativo muy eficaz para algunas personas.

- Tómese una tanda de enzimas digestivas: Es otra forma de mejorar el modo en que su cuerpo asimila el suministro de alimentos. Tome una enzima con la comida y otra con la cena. Encontrará comprimidos de enzimas digestivas de distintos laboratorios en su tienda de dietética habitual. Cuidado: tenga en cuenta que las enzimas digestivas no son recomendables si tiene gastritis, reflujo o ácido.

- Invierta en una tanda de probióticos: La presencia de gases puede ser debida a una deficiencia de bichitos buenos en el intestino. Se sabe que el amistoso *Lactobacilus acidophilus* ayuda a aliviar la hinchazón causada por la mala absorción de la lactosa.

- Aplique la combinación de alimentos a su plan de menús: Cuando deje de mezclar proteínas e hidratos de carbono, la mejoría experimentada en sus digestiones y la reducción de los gases pueden resultarle pasmosas.

Consejos para reducir el riesgo de gases:

- Evite la leche de vaca y el azúcar.
- No hable mientras come.
- Mastique a conciencia cada bocado.
- Tómese más tiempo para comer.
- Evite las bebidas con gas.
- Deje el chicle.
- Beba mucha agua sin gas entre comidas.
- Tómese una tanda de probióticos.
- Practique la combinación de alimentos.

4. Las cándidas

Ya ha visto lo que le hacen las levaduras a la cerveza o al pan. Pues puede hacerle lo mismo a su sistema digestivo. Un importante responsable de la hinchazón del abdomen a causa del gas es una levadura llamada *Candida albicans*. Todo el mundo «tiene cándidas»; es un habitante inofensivo de los intestinos. En un sistema digestivo sano, el hongo está controlado por la flora intestinal. Pero si determinadas dolencias permiten que esta levadura normalmente benigna cambie su comportamiento, se rebela y provoca una lista de síntomas desagradables verdaderamente larga. La desgracia sólo tiene lugar cuando la ecología (simbiosis) normal del intestino se desequilibra, permitiendo que la levadura prolifere.

En su punto más álgido, las cándidas compiten con la flora bacteriana del intestino, causando un gran daño a las defensas. Una vez transformadas de doctor Jeckyll en Mr. Hyde, la bestia fúngica puede «atacar» la lozana membrana (o abrir más brechas en una pared intestinal ya dañada) que separa el tracto digestivo y los capilares sanguíneos. Los tóxicos productos de desecho se cuelan en la circulación de la sangre, desestabilizando a su vez el buen funcionamiento de casi cada rincón del cuerpo.

No desespere si está afectado por cándidas. Aunque hasta ahora no haya encontrado ayuda, aquí tiene muchos consejos prácticos, cualificados y asequibles.

Para que quede más claro

- *Candida albicans* es el nombre del hongo. Si en algún sitio ve el término *Monilia albicans*, no es más que otra etiqueta del mismo hongo, que habita en los acogedores recovecos del tracto intestinal humano y del tracto vaginal.

- El afta (que a veces los médicos llaman aftosis), es el nombre común para el mismo hongo, pero lo llaman así cuando aparece en lugares más visibles, como la boca, la garganta, las ingles o los genitales. El afta, generalmente es el primer encontronazo de mucha gente con la *Candida albicans*, y a menudo es el resultado de tomar antibióticos recetados para el acné o para las complicaciones de un resfriado; y muy a menudo para la cistitis. Aunque sea desagradable e incómodo, en este estadio «superficial» tanto la cistitis como el afta deberían ser relativamente fáciles de tratar de forma natural –con una dieta adecuada y con alimentos que fomenten la acción inmunitaria– sin necesidad de recurrir a nuevas recetas de antibióticos. Sin embargo el acostumbrado y constante ciclo repetitivo de cistitis antibióticos – afta –cistitis – antibióticos puede debilitar el sistema y llevar al hongo «bajo tierra», sobre todo si hay otros problemas de salud ocultos. Paradójicamente, cuando la *Candida albicans* logra aferrarse al sistema digestivo, para mucha gente es el gran momento en que el afta parece retirarse, sólo para regresar a la superficie cuando el sistema quede limpio y empiecen a aplicarse los cuidados pertinentes.

Candidiasis es el término que usan los especialistas para describir el crecimiento descontrolado del hongo, que invade y afecta a todo el cuerpo. Es este problema el que va a centrar mi atención en este capítulo.

La palabra «cándidas» se usa generalmente como abreviatura para referirse tanto al hongo como a la dolencia que origina; seguramente porque es más fácil de decir que «candidiasis».

Los síntomas

Los síntomas asociados con la candidiasis pueden ser:

Afta

Ansiedad

Apatía

Calambres

Cistitis

Dificultad de concentración

Dolores

Dolores musculares

Falta de energía

Flatulencia

Hinchazón

Infecciones persistentes

Irritabilidad

Mareos

Náuseas

Pérdida o debilidad de la libido

Poca inmunidad frente a infecciones

Problemas intestinales

Rigidez en las articulaciones

Sentimientos «espaciados»

Síndrome premenstrual

Alergias

Antojos

Aumento de peso

Cambios de humor

Depresión

Dificultad de coordinación

Dolores de cabeza o migraña

Erupciones cutáneas

Fatiga crónica

Gases

Hipoglucemia

Intestino irritable

Irritación vaginal

Molestias digestivas	Palpitaciones
Picor rectal	Problemas de memoria
Problemas menstruales	Sensibilidad alimentaria
Sequedad vaginal	Tos seca

Como puede ver, la lista de síntomas es larga, ¡y no están todos! La sola presencia de *Candida albicans* puede agravar y perpetrar muchas otras dolencias, como migraña, hipoglucemia, acné eccema, soriasis, urticaria, hiperactividad, asma, infecciones de oído, hipotiroidismo, síndrome del colon irritable (SCI) y síndrome de fatiga crónica (encefalomielitis miálgica o SEM). Además, muchos de los síntomas se parecen a los de otras muchas dolencias digestivas, como la sensibilidad a algunos alimentos, y el síndrome del intestino permeable, y se hace imposible averiguar qué problema empozó antes. No dude que resulta muy fácil pasar por alto el problema, o diagnosticarlo erróneamente. Por eso recomiendo siempre a todo el que sospeche que puede tener cándidas que visite a un especialista familiarizado con el tratamiento nutricional de esta compleja dolencia.

¿Quién puede tener candidiasis?

La candidiasis puede afectar a cualquier persona en cualquier edad, pero se cree que las mujeres se ven ocho veces más afectadas que los hombres, porque hay factores agravantes, como la píldora anticonceptiva, la terapia hormonal sustitutiva (THS) y una gran cantidad de prescripciones de antibióticos contra la cistitis.

Los posibles detonantes pueden ser:

▶ Antibióticos.
▶ Desequilibrio de la flora intestinal beneficiosa.
▶ Dieta de poca calidad/nutrientes inadecuados.
▶ Dietas con demasiado azúcar.

‣ Estrés prolongado.

‣ Exceso de alcohol.

‣ Extenuación suprarrenal.

‣ Fármacos corticosteroides.

‣ Fármacos inmunosupresores.

‣ Inmunodeficiencia.

‣ Mal funcionamiento del hígado.

‣ Mal funcionamiento del tiroides.

‣ Medicamentos antiinflamatorios no esteroídicos (AINEs).

‣ Niveles inadecuados de enzimas digestivas.

‣ Píldora anticonceptiva.

‣ Sobrecarga ambiental y química.

‣ Terapia hormonal sustitutiva.

De todas las cosas de esta lista, desde mi experiencia práctica, sin duda es la inmunodeficiencia la que tiene mayor incidencia en el estallido de la candidiasis. Según el gran especialista en cándidas Sherridan Stock: «un sistema inmunológico débil parece ser la norma de nuestros días, y la razón principal de esta debilidad es, en nuestra opinión, la deficiencia nutricional. Casi todos los nutrientes conocidos juegan un papel en la construcción de la inmunidad, y como hay muchos individuos que presentan múltiples deficiencias nutricionales, inevitablemente tienen sistemas inmunológicos debilitados».

A mi modo de ver, la aparición de candidiasis depende en gran medida de la sobrecarga. En otras palabras, un cuerpo bien nutrido puede estar bien equipado para enfrentarse a cortos periodos de estrés, agotamiento, enfermedad, exposición a productos químicos, etc. Añada, por ejemplo, tomas frecuentes de antibióticos a una dieta con mucho azúcar y pobre en fibra alimentaria, ponga unas gotas de virus variados o una buena dosis de humos petroquímicos para que la cosa esté presentable, sume estrés e ignore la necesidad de descanso, de sueño y de comida nutritiva, y estará en el buen camino hacia el punto de rotura. Cada acción perjudicial hace más fácil el desarrollo incontrolado de la *Candida albicans*.

Plan de acción

Resulta reconfortante que un número creciente de médicos interesados por la nutrición acepten la existencia de la candidiasis y deseen tratarla. Para que tenga éxito, el tratamiento requiere un programa con varios frentes de aniquilación y nutrición. En otras palabras, matar a los hongos invasivos con suplementos fungicidas, curar el intestino, estimular el sistema inmunológico para protegerlo contra nuevos ataques. El empleo aislado de fármacos fungicidas sin tratar los factores ocultos sólo resultará en una mejora temporal. En cualquier caso, la candidiasis no es una dolencia a la que pueda enfrentarse individualmente, sin experiencia ni conocimiento. Es un problema complejo, que necesita una completa evaluación clínica por parte de una persona experta, y familiarizada con el tratamiento nutricional de la candidiasis. Pregunte sobre las pruebas disponibles para detectar cándidas y otros parásitos.

Por favor, no se lance de cabeza a un régimen estricto porque crea que, evitando largas listas de alimentos, su candidiasis entregará al fantasma. No es probable que esta estrategia funcione. Puede haber una breve mejoría, pero las medidas dietéticas drásticas más bien tienden a empeorar el problema y la consiguiente desnutrición. La baja inmunidad y la escasez de nutrientes son dos de las razones más probables por las que la *Candida albicans* empezó a fastidiarle. Así que no recorte calorías. Comer sano y bien es esencial para una recuperación completa. Aparte de las sugerencias que siguen, deje las pautas iniciales respecto a los alimentos a un especialista en nutrición.

Su dieta

- No coma azúcar ni alimentos azucarados: Como la *Candida albicans* adora el azúcar más que nada, hay bastante acuerdo en que una estricta supresión del azúcar es de absoluta prioridad para cualquiera que quiera enfrentarse al problema con seriedad. El estudio de los resultados sugiere que la mayoría de pacientes experimentan mejoras significativas con sólo dejar de añadir azúcar a sus comidas y bebidas, y dejando de comer aquellos alimentos que lo llevan incorporado (y, al menos durante el tratamiento, eso incluye el almíbar, la miel y los zumos de fruta).

- No use edulcorantes artificiales: No son un sustituto aceptable del azúcar. En caso de candidiasis crónica, esas sustancias químicas no son más que otro escollo para el hígado ya sobrecargado, y para un sistema digestivo funcionando bajo mínimos.

- Adquiera la costumbre de combinar los alimentos: Parece que va bien para reducir los síntomas, no a todo el mundo, pero sí para una gran mayoría de los afectados.

- Beba más agua: Beba más agua, preferiblemente filtrada.

- Tome zumo de Aloe vera prensado en frío: Hágalo cada día. Añada media taza (60 ml aprox.) a un vaso de zumo de arándano biológico. Compre un Aloe vera de buena calidad.

- Elimine la leche de vaca: Asegúrese de evitar completamente la leche de vaca. El alto contenido en lactosa de la leche de vaca es un aliciente para el crecimiento de la *Candida albicans*. Y a menos que sea biológica puede contener trazas de antibióticos, que además son capaces de desestabilizar los niveles de flora beneficiosa y animar al crecimiento de más hongos. El yogur de leche de oveja o de vaca puede se un valioso sustituto a menos que sea intolerante a todos los productos lácteos. La leche de soja biológica, la leche de avena y la leche de arroz son útiles alternativas a los productos lácteos.

- Evite las comidas y bebidas fermentadas: Corte por lo sano con las bebidas alcohólicas, el pan de levadura y cualquier otro alimento que precise de la fermentación para ser elaborado, porque contiene hongos. Cualquier tipo de hongo que forme parte de la dieta alentará a sus cándidas.

- Ingiera comidas lo más frescas posibles: Fíjese siempre en la fecha de caducidad de todo lo que compra, y asegúrese de consumirlo sin sobrepasarla. Los alimentos que generan moho con facilidad pueden ser un verdadero peligro para los afectados por cándidas, ya que los mohos son conocidos detonantes de alergias, y pueden ejercer más presión sobre un sistema digestivo ya debilitado o inflamado.

- Apártese de los alimentos sospechosos: Todos los elementos de la siguiente lista son citados con frecuencia por los pacientes con cándidas como susceptibles de agravar sus síntomas.

  - Alimentos envasados, sobre todo aquellos que contengan tomate (compruebe las etiquetas: muchos llevan azúcar añadido).
  - Alimentos que contengan ácido cítrico (sobre todo naranjas, pomelos y limones).
  - Arroz blanco (el integral es bueno, pero debe estar recién cocido).
  - Carnes ahumadas, desecadas, o preservadas con otros procesos.
  - Col fermentada.
  - Cubitos de caldo y extractos de levadura.
  - Encurtidos y condimentos.
  - Especias, chile y curry.
  - Frutas desecadas.
  - Frutos secos.
  - Jarabes y miel.
  - Mayonesa, aliños de ensalada, alimentos que contengan vinagre.
  - Pescado ahumado.
  - Quesos.
  - Salsa de soja.
  - Setas.
  - Zumos envasados.

- Atención a la fruta fresca: En algunos casos, la fruta puede agravar los síntomas, ni más ni menos que por su natural contenido en azúcares. Sin embargo, la fruta también es un alimento nutritivo, y si la retira en conjunto de su dieta estará perdiendo un montón de valiosos nutrientes. Así que los siguientes consejos pueden ayudarle. Durante las etapas iniciales del tratamiento, sugeriría que si incluyera fruta fresca:

  ◆ Asegúrese de que es realmente fresca.
  ◆ Limítese a una pieza al día.
  ◆ Deje cualquier fruta que esté muy madura o demasiado madura.
  ◆ Coma la fruta con el estómago vacío; será más fácil de digerir. Deje la fruta completamente si nota algún síntoma de que los ánimos se encienden.

- Cambie todas las margarinas hidrogenadas por alternativas no hidrogenadas (en tiendas de dietética). Y use aceite de oliva virgen extra también para cocinar. No se engañe pensando que esas tarrinas para untar «tipo margarina» hechas con aceite de oliva serán tan saludables como el mismo aceite. No parece que sea así.

- Use aceite de frutos secos prensado en frío y aceites de semillas: Aquí caben el aceite de oliva virgen extra, el de lino, el de pepita calabaza, el de cáñamo, el de borraja y el de cártamo. Es una práctica forma de tomar los nutritivos ácidos grasos esenciales omega 3 y 6, que escasean en la mayoría de dietas. También deben considerarse los aceites de girasol, de sésamo, de onagra y de prímula; el de coco es una fuente de ácido caprílico. Use los aceites especiales para regar las ensaladas, o añadirlos a sopas o zumos, pero nunca los caliente; también encontrarán cápsulas y preparados de aceites especiales en las tiendas de dietética. Para untar use mantequillas de frutos secos o de semillas, como almendra, anacardo, avellana o pepita de calabaza; son alternativas nutritivas en vez de la mantequilla de leche.

- Coma diariamente yogur natural «Bio»: Si es posible, elija yogures hechos con leche de oveja o de cabra, o con leche de soja. Los encontrará en las tiendas de dietética y en algunos comercios que tienen sección de alimentos especiales. No se desanime si no le gusta la primera marca que pruebe. Algunos yogures de oveja o cabra pueden parecer de sabor pronunciado, comparados con la cremosidad de las variedades elaboradas con leche de vaca, pero los hay suaves y deliciosos.

Tome determinados suplementos

Los que relaciono aquí podrían ser de gran ayuda:

- Enzimas digestivas tomadas con la comida y la cena.
- Suplementos fungicidas naturales. El aceite de orégano es un agente fungicida particularmente efectivo. Otros extractos de plantas, como el de menta, el de romero, el de sello de oro (*Hydrastis canadensis*), el de tomillo, el de clavo, el de ajenjo, el de agracejo y el de brionia, se usan en distintas combinaciones para ayudar a la reducción de los hongos, las toxinas, los parásitos y las bacterias. Elija siempre los productos de mejor calidad en comercios de reconocido prestigio.
- Incluya siempre la equinácea. Aunque esta hierba no tiene por sí misma un gran papel en la actividad fungicida, el mayor beneficio de la equinácea parece ser que trabaja sobre la candidiasis impulsando la regeneración del sistema inmunológico. Se encuentran muchas presentaciones, en forma de tabletas, de cápsulas o tinturas, y pueden comprarse en tiendas especializadas, en algunas farmacias y en determinados comercios y grandes superficies.
- Hay que querer al ajo. Si no es alérgico a este bulbo, añádalo a sus comidas cocinadas, póngalo crudo, picado, en sus ensaladas y sobre las verduras; y si no le gusta su sabor, tó-

melo como suplemento en forma de cápsulas. Es un fabuloso fungicida, así que, aunque no le entusiasme, consuélese pensando que las cándidas realmente lo aborrecen. Tome los comprimidos o cápsulas a mitad de las comidas, para reducir el riesgo de que «repita».

- Puede incluir un suplemento de fibra desintoxicante, como la semilla de llantén o de lino.

Un sencillo masaje

Colabore en la reducción de los síntomas de cándidas, con un sencillo masaje diario. Échese en la cama o en un sofá (necesita tener una postura totalmente plana y distendida). Asegúrese de sentirse cómodo. Aparte la ropa para necesaria para descubrir el abdomen. Cúbrase las piernas y el torso con mantas o toallas, para asegurarse de mantener una temperatura lo más cálida posible. Para el masaje le bastará una cucharadita de aceite de oliva o de pepita de calabaza. Si tiene posibilidad de adquirirlos, añada una gota de aceite esencial de romero y una de hinojo al aceite base, antes de empezar el masaje. Son aceites calmantes, si tiene gases o molestias digestivas.

Empiece en el lado interno del hueso de la cadera derecha, en la válvula ileocecal, cerca de donde el extremo de la pierna se encuentra con la ingle, y use las yemas de los dedos para masajear el abdomen. Siga trabajando hacia arriba por el lado derecho hacia la cintura, cruce el ombligo, vaya hacia el lado izquierdo y baje hasta que se encuentre a la altura del hueso de la cadera izquierda. Entonces siga con el masaje, de izquierda a derecha, a través del centro del abdomen, y luego de derecha a izquierda, repitiendo hasta haber cubierto toda el área.

Consejo: Si no tiene unos dedos fuertes, o si tiene artritis en las articulaciones, le resultará más cómodo darse el masaje con las palmas de las manos.

Consejos para reducir el riesgo de candidiasis:

1. Siga una dieta rica en verduras frescas y ensaladas.
2. Utilice tantos productos biológicos como pueda.
3. Adopte el hábito de combinar los alimentos.
4. Mantenga la ingesta de azúcar, de alimentos fermentados y de alcohol al mínimo.
5. Evite la leche de vaca.
6. Reduzca su exposición a productos químicos.
7. Haga periódicamente una tanda de desintoxicación de dos días.
8. Use ajo en sus platos cocinados y tome suplementos de ajo.
9. Haga una tanda de tres meses de probióticos cada doce meses, y tome siempre probióticos después de tomar antibióticos.

5. El estreñimiento

Quizá resultaría conveniente que los gobiernos mirasen las dolencias intestinales de una forma más abierta y relajada. Cada año mueren veinte mil personas de cáncer de colon, y no se hacen planes nacionales para educar en el cuidado de la salud mediante una dieta sana.

Me gustaría subrayar que éste es, probablemente, uno de los capítulos más importantes del libro. Guarda estrechas y vitales relaciones con las dolencias explicadas en los demás, y confío en que lo lea.

El estreñimiento es la forma que tiene su cuerpo de hacerle saber que algo no va bien. En terminología médica se define como «evacuación demasiado infrecuente y dificultosa, de heces generalmente duras y secas». Las causas más probables suelen ser una dieta con muy poca fibra o pocos líquidos, poco ejercicio, o deliberada supresión de la necesidad de «ir». El simple estreñimiento es una dolencia increíblemente habitual, y casi siempre es fácil tratarlo. Pero puede ser el causante de muchas otras afecciones, algunas de ellas potencialmente muy serias.

La personalidad estreñida

Nuestra actitud frente a la vida puede ser un factor causante de estreñimiento. Si siempre corremos y nunca tenemos tiempo para nosotros mismos, es muy probable que también estemos muy ocupados para las funciones corporales. Si posponemos los altos para ir al baño porque pensamos que nos ayudará a librarnos de perder el tiempo, hay muchas posibilidades de que nuestros intestinos estén tan atascados como el trayecto a casa en medio del tráfico de salida un viernes por la tarde.

Si acumulamos bagaje emocional, puede ser que también estemos acumulando bagaje físico. La negativa a hablar de, o liberar nuestras emociones puede conectar con una reluctancia parecida para dejar salir nuestras mociones. No es que esto sea de aplicación para todo el que tenga estreñimiento, pero en los años de mi experiencia con pacientes fue una conclusión frecuente. Mis colegas conocen también historias muy parecidas. El miedo a dejar salir las heces puede significar que nos agarramos al dolor y no queremos afrontar las consecuencias de desdichas o resentimientos pasados. Del mismo modo que las sustancias venenosas de un colon obstruido son reabsorbidas por la circulación sanguínea, la tristeza almacenada o los recuerdos desagradables también pueden volver a circular, envenenándonos las mentes. A veces parece que la capacidad para no olvidar nunca algún episodio desagradable sucedido mucho tiempo atrás sea como un seguro para la persona que sufre; una forma de conservar información que podría enarbolarse contra quien perpetró la acción desencadenante del dolor.

Lo verdaderamente triste de esto es que, en muchos casos, lo sucedido fue algo trivial y probablemente todo el mundo lo ha olvidado hace tiempo. Una de las claves para superar el estreñimiento podría ser permitir al pasado que se vaya y perdonar a la persona que le causó el dolor.

Eso no significa que tenga que excusar su comportamiento, pero sencillamente puede eliminar la pena y aceptar que:

a) fuese lo que fuese lo que pasó, pasó;

b) no es saludable agarrarse a ello, y,

c) ya no tiene necesidad de ello.

No lo deje pasar

Dejar el estreñimiento sin tratar puede –literalmente– tener consecuencias graves. La investigación confirma que aquellos que sufren de estreñimiento persistente corren un grave riesgo de contraer cáncer de colon en la tercera edad que aquellos que no lo padecen. Hay otras enfermedades importantes cuyo principal síntoma puede ser el estreñimiento crónico. Pueden ser afecciones neurológicas, y cualquiera que afecte al sistema nervioso, como la enfermedad de Parkinson, lesiones en la espina dorsal, diabetes o apoplejía, dolencias musculares, obstrucciones intestinales crónicas, problemas con la función hepática, renal, pancreática o tiroidea, cambios estructurales (cirugía) y desequilibrios hormonales. Afecciones como los gases, las molestias digestivas, la hernia de hiato, y los dolores de cabeza pueden tener un montón de causas posibles. Una de ellas –como usted suponía–podría ser el estreñimiento. Las personas que han estado estreñidas durante años podrían no imaginarse que su malestar general podría deberse a un colon obstruido. El estreñimiento es el principal causante de hemorroides y de la enfermedad diverticular, y puede agravar la hernia de hiato. El acné y las erupciones cutáneas con aspecto de eccema, pueden ser una señal de que las toxinas de un colon obstruido han vuelto a ser absorbidos por la sangre.

A veces hay personas con estreñimiento que no responden al tratamiento estándar. Cuando los médicos no pueden encontrar un motivo para el estreñimiento, lo llaman estreñimiento crónico idiopático (que significa que no se encuentra la causa orgánica que lo motive).

Algunas de las posibles causas pueden ser:

- Almorranas (hemorroides).
- Deficiencia de enzimas digestivas.
- Edad avanzada.
- Embarazo.
- Enfermedad diverticular.
- Escasez de fibra alimentaria.
- Falta de ejercicio.
- Hernia de hiato.
- Laxantes; sobre todo si se usan con demasiada frecuencia.
- Mal funcionamiento del hígado o la vesícula biliar.
- No beber bastante agua.
- Poco tono muscular.
- Problemas de próstata.
- Síndrome del colon irritable.
- Tensión nerviosa.

- Varios fármacos, como la codeína, los antidepresivos, los diuréticos, los medicamentos contra la hipertensión, relajantes musculares, suplementos de hierro, esteroides, antibióticos y fármacos antiinflamatorios no esteroídicos (AINEs).

Los posibles síntomas incluyen los siguientes:

Abdomen hinchado.	Colon irritable.
Fisuras anales.	Hemorroides.
Náuseas.	Olor de pies.
Pereza.	Reflujo ácido.
Retortijones.	Cansancio.
Dolores de cabeza.	Gases.
Lengua sucia.	Olor corporal.
Pérdida de apetito.	Problemas dermatológicos.
Respiración defectuosa.	

Plan de acción

- Beba más líquido: Aumentar el volumen de los líquidos que bebe ayuda a que las heces sean más blandas y más fáciles de evacuar. Es tan importante como aumentar la ingesta de fibra. Desgraciadamente, el alcohol no cuenta en la cuota de líquidos, porque no hidrata. El café, la gaseosa y otras bebidas dulces con gas, también tienden a ser deshidratantes. El té, que contiene menos cafeína, es una opción mejor que el café. Y los zumos recién exprimidos son aún mejores, sobre todo los zumos vegetales, las infusiones de frutas y de hierbas, las sopas y, por supuesto, el agua. No es necesario que se sienta como si estuviera ahogándose en vasos y vasos de H20. Si bebe un vaso de agua cuando se levanta por la mañana, toma zumo o té con el desayuno, y toma otro vaso de agua antes de la comida y otro más antes de la cena, ya son cuatro vasos. Añada las otras bebidas que suele tomar y sume el líquido que se obtiene de las frutas y verduras que come cada día y estará en el buen camino para tomar el volumen correcto de agua diario.

- Aumente su ingesta de fibra: Si ya toma más fibra y no da resultados, considere la posibilidad de cambiar la clase de fibra que está usando. No son todas iguales.
- Coma alimentos ricos en calcio y magnesio: Tomar por costumbre y de forma variada los alimentos de la siguiente lista le aseguraría un aporte equilibrado de estos dos minerales, puesto que a menudo las personas con estreñimiento suelen tener carencia de los mismos.

Alimentos ricos en magnesio

Ajo	Anacardos
Cereales integrales	Frutas fresca
Legumbres	Manzanas
Nueces de Brasil	Pescado
Pomelo	

Alimentos ricos en calcio

Algas de mar	Arroz integral
Harina de algarroba	Leche, yogur y queso de cabra

Melaza negra	Pipas de girasol
Semillas de sésamo	Tofu
Almendras	Arroz integral
Cordero	Frutos secos, sobre todo los higos
Limones	Marisco
Pasta	Plátanos
Raíz de jengibre	Almendras
Frutos secos	Leche de soja enriquecida
Leche, yogur y queso de oveja	Nueces de Brasil
Sardinas, arenques y atún en lata	Suero de leche

Casi todas las verduras y hortalizas llevan algo de calcio.

- Evite el almidón de las patatas y la harina blanca: Tanto el almidón de las patata como el de la harina refinada puede provocar o agravar el estreñimiento en algunos afectados, por eso debe tratar de evitar los alimentos que las contienen. Puede ser que el páncreas no pueda producir las suficientes enzimas revienta almidones como para descomponer estos dos alimentos, pero, en todo caso, parece que el almidón puede tener un efecto compactador en algunas personas. Sin embargo, las patatas cocidas frías y las asadas con piel son platino para el intestino.
- Practique la combinación de alimentos: Puede sorprenderse de que algo tan simple como cambiar el orden o las

combinaciones de los alimentos en su plato pueda afectar a la frecuencia con que visita el retrete. Y también parece tener un efecto extremadamente beneficioso y apaciguador en un colon indispuesto.

• Muévase: La falta de ejercicio es una causa muy corriente de estreñimiento. Si no hace nada de ejercicio, la circulación se vuelve lenta, y se ablanda el tono muscular. Esto no sólo afecta a las contracciones peristálticas del intestino grueso, sino que la flacidez de los músculos hace aún más difícil la defecación. No es necesario que trabaje hasta extenuarse ni que pase demasiadas horas aburriéndose en el gimnasio. Treinta minutos al día es lo que se recomienda para mantener sano el corazón. Dar un paseo de quince minutos a buen paso después de comer y otro a última hora del día, parece más fácil y no exige tanto tiempo. ¿No puede salir de casa, o tiene poca movilidad? Si su estreñimiento ha empeorado como consecuencia de la inmovilidad, pregunte a su médico sobre la posibilidad de una consulta con el fisioterapeuta, para que le recomiende ejercicios que pueda hacer en casa. Generalmente los intestinos se vuelven más perezosos con la edad. Como los niveles de actividad y el metabolismo se ralentizan, el tono muscular se reduce, y los movimientos intestinales se vuelven lentos, convirtiendo el estreñimiento en una dolencia habitual de los mayores. Aún el ejercicio más suave puede resultar en una gran diferencia.

• Cuidado con la medicación: Algunas clases de medicación pueden causar estreñimiento. Si ya bebe mucho líquido, está seguro de que su ingesta diaria de líquido es adecuada y está haciendo bastante ejercicio, pero aún tiene estreñimiento, hable con su médico o con el farmacéutico sobre los posibles efectos secundarios de cualquier medicina que esté tomando.

- No se apoye en los laxantes: Si está estreñido después de un cambio de rutina, no vaya automáticamente a por los laxantes. No sólo pueden crear dependencia, sino que también vuelven vago al intestino. Actúan irritando el recubrimiento del intestino y, si se toman mucho tiempo, pueden dañar los nervios e interferir en la natural capacidad de contraerse de los músculos. Las infusiones laxantes pueden ser una alternativa ocasional útil pero, como cualquier laxante, no están pensados para que se usen mucho tiempo. Lea siempre la etiqueta, y no exceda la dosis recomendada. A menos que le hayan advertido específicamente que no lo haga, beba siempre mucha agua. No dé nunca laxantes de ninguna clase a los niños o a las personas mayores si no es bajo prescripción y supervisión médica. Hay mucha gente que sólo está medianamente estreñida, y es posible que no necesite laxantes. Si no está seguro, hable con el médico o con el farmacéutico. Si los cambios en su estilo de vida y en la dieta no han hecho que la cosa cambiara, puede ser que le recomienden un preparado laxante. Una breve tanda de laxantes puede ayudar a reconducir al intestino a la normalidad. Puede encontrar distintas clases:

- Suplementos de fibra, también conocidos como precursores de un aumento de volumen, se toman con agua y están diseñados para aumentar el volumen de las deposiciones, facilitando su expulsión. Generalmente se hacen con fibra vegetal, como el salvado, la sterculia y la ispágula —o su pariente cercano, el psyllium—, o con celulosa sintética.

- Los emolientes fecales como la parafina líquida y el fármaco docusato sódico, hacen lo que el nombre sugiere. Ablandan los zurullos, facilitando el esfuerzo. Suelen recetarlos cuando hay algún problema en el recto que cause dolor, como hemorroides o fisuras.

- Los laxantes estimulantes como el sen y el bisacodil estimulan las contracciones musculares que se necesitan para mover la masa fecal.
- Los laxantes osmóticos atraen agua hacia el colon, lo que también ablanda las heces. Uno de los laxantes más conocidos de esta categoría es la lactulosa. El polietileno glicol suele usarse para limpiar el colon antes de la colonoscopia. Los supositorios de glicerol son un tratamiento suave, especialmente útil allí donde no resultan recomendables ni la fibra ni otros suplementos dietéticos; por ejemplo para las personas mayores.

Esfuércese por averiguar la causa de su estreñimiento y luego decida hacer los cambios necesarios. Eso no quiere decir en absoluto que siga con el mismo estilo de vida y la misma dieta de siempre y trate de solucionar las molestias con cambios de dieta forzados u ocasionales, con una limpieza extemporánea o un montón de laxantes.

A tener en cuenta

Si necesita un poco de ayuda, pruebe uno de estos remedios con un vaso de agua. Todos contienen importantes fuentes de fibra alimentaria.
- Semillas de lino.
- Ispágula y psyllium (cascarilla de la semilla de *Plantago ovata*), en polvo o en comprimidos, que puede encontrarse en tiendas de dietética.
- Tres o cuatro higos secos, o ciruelas pasas puestas a remojo, masticando a conciencia.

Algo muy importante y que vale la pena repetir: acompañe siempre cualquier clase de fibra con un vaso de agua.

- Tome vitamina C: La vitamina C tomada antes de las comidas puede ayudar a mejorar la regularidad. Pregunte en su tienda de dietética, o busque buenas marcas. Siga las instrucciones del envase y no sobrepase la dosis recomendada. Evite las presentaciones en grandes comprimidos para disolver en agua que suelen encontrarse en las farmacias; pueden resultar muy ácidas y perjudicar una digestión que ya tiene problemas.

Trate de solucionar su ansiedad y su estrés

¿Es usted una persona apresurada, tensa, que siempre tiene los nervios de punta? La falta de descanso, la ansiedad y las prisas constantes pueden tener un efecto muy perjudicial sobre el sistema nervioso. Cambiar de marcha y aportar a su vida algo de calma y tranquilidad es tan importante como cualquier dieta o el ejercicio.

Si está luchando contracorriente, y el estrés invade completamente su vida, hable con su médico y dígale cómo se siente. Los problemas intestinales, muchas veces pueden desencadenarse por problemas emocionales, más que físicos. Puede haber un problema, actual o pasado, que le esté haciendo «retener> para conservar, o le haga tener miedo de «dejar ir>; algo que es posible que ya no tenga presente. La ansiedad, la incapacidad para el descanso, y los efectos negativos del estrés pueden contribuir al estreñimiento. Eso no significa que sus problemas intestinales no sean reales, sino que puede haber otras causas además de las evidentes, que podrían estar agravando los síntomas.

- **Ponga atención a sus intestinos:** No es que haya motivo para ponerse emotivo; pero trate de entender mínimamente cómo trabaja su cuerpo, y cómo responde a la inteligencia de su sistema digestivo. Vaya de cuerpo cuando sienta la necesidad. Cuando su intestino quiere vaciarse, le manda un mensaje para decírselo. Si recibe una señal de que necesita visitar el retrete, responda a la llamada. Por muy ocupado que esté, no permita que sus tripas vuelvan a dormirse.
- **Encuentre tiempo para hacerlo:** Su salud depende de ello. Cuanto más los deje, mayores serán los sólidos, y más duros van a ponerse; y se absorberán más y más toxinas. Igno-

rar la urgencia de vaciar sus intestinos puede causar que los mecanismos de aviso dejen de funcionar, y usted ya no sienta la necesidad. En las pocas ocasiones en que exonera el vientre, los excrementos son duros, rasposos, secos y duelen. No es casualidad que el estreñimiento se compare con «ladrillos en tránsito». Posponer las cosas no sólo aumenta el riesgo de estreñimiento, retortijones y gases, sino que podría provocar enfermedades más serias.

- **Vaya después de las comidas:** Algunos especialistas recomiendan visitar el aseo veinte minutos después de cada comida (tanto si siente la necesidad de ir como si no), para establecer de ese modo un reflejo natural de abrir las tripas. ¡Aunque no haga otra cosa, es una forma de escaparse y tener un momento de tranquilidad para pensar! ¡Pero no se lleve el móvil! Devuelva las llamadas cuanto acabe, o deje que vuelvan a llamarle.

- **No haga esfuerzos:** Tenga paciencia. Puede que viva en un mundo donde todo se espera para ayer, pero no presione a su cuerpo para obtener defecaciones instantáneas. Hacer demasiada fuerza sólo aumentará el riesgo de hemorroides y fisuras anales, y debilitará los músculos de la pared intestinal.

- **Practique la contracción pélvica:** Estos ejercicios fueron descritos por el doctor Arnold Kegel en 1948, para ayudar a los pacientes que padecen incontinencia por estrés. Mejoran el riego sanguíneo del área pélvica y fortalecen los músculos que aguantan la vejiga, el recto y el esfínter anal. Si se practican con regularidad, pueden reducir la tendencia a esforzarse y prevenir la pérdida accidental de heces; son muy útiles si tiene propensión al estreñimiento o la diarrea. Los ejercicios también incrementan la sensibilidad y la lubricación vaginales. Apriete con fuerza hacia dentro, como si tratara de controlarse de «gastar un céntimo».

Manténgase así durante dos o tres segundos, y relájese. Apriete, aguante, relaje. Repítalo diez veces por sesión.

- **No se concentre demasiado:** Los intestinos tienen la simpática costumbre de desconectarse si les presta demasiada atención. Llévese algo que leer o deje volar su mente. Concentrarse en cualquier cosa menos en el asunto que tiene entre manos le ayudará a relajarse.

- **Recurra a los libros:** Lleve con usted un par de libros bien gordos (los ideales son los libros de referencia, como diccionarios o enciclopedias), para poner un pie encima de cada uno. Esta posición de las piernas ayuda a relajar los músculos que se emplean para defecar, e imita al máximo la postura más natural, en cuclillas. Si no tiene libros tan gordos, ponga una palangana del revés, un taburete bajo o cualquier otro objeto por el estilo, pero asegúrese de que es seguro y no tiene posibilidades de resbalar. Ponga los objetos uno a cada lado, dejando el paso libre, y ponga los pies en el suelo antes de volver a levantarse.

- **Levante un pie tras otro:** Mientras se encuentra en posición sentada, esperando que ocurran cosas, pruebe a «subir y bajar el puerto» por decirlo de algún modo. Levante un pie del suelo, y vuelva a bajarlo. Haga lo mismo con el otro. Esto también ayuda a relajar los músculos del recto y alrededor del esfínter anal. Pruebe a coordinar los movimientos con su respiración: respire al levantar el pie, y espire al bajarlo.

- **Respire despacio y profundamente:** Respire tan despacio y tan hondo como pueda. Si hace falta, ayude a la evacuación con respiraciones hondas y lentas, para que el abdomen se mueva hacia dentro y hacia fuera, y el intestino se relaje. No contenga nunca la respiración cuando pasan los zurullos.

- **Dese un masaje en la tripa:** Con delicadeza, pero con firmeza, masajee su abdomen mientras está sentado en la taza. Ayuda a tonificar la válvula que se encuentra entre el intestino delgado y el grueso, debilitada por un prolongado estreñimiento y tensión.
- **Levante los brazos:** Pruebe a levantar los brazos a ambos lados, y luego por encima de la cabeza, y bájelos, con un movimiento lento y prolongado. Repítalo varias veces. O trate de balancear la parte superior de cuerpo a uno y otro lado, por la cintura. Ambas acciones ayudan a relajar la parte inferior del colon.

Consejos para reducir el riesgo de estreñimiento

- Beba más líquidos. La falta de líquido es una de las mayores causas de estreñimiento.
- Coma más fibra.
- Coma más verduras; y beba zumo de verduras antes de las comidas.
- Muévase. La actividad cardiovascular seguida con regularidad también ejercita su interior.
- Masajee su abdomen cada día.
- Busque tiempo para hacer visitas al retrete sin que le molesten.
- No ignore la premura. Vaya cuando necesite ir.
- No se apoye en los laxantes.
- No sea una personalidad estreñida.
- Vea a su médico si le preocupa algún cambio en sus hábitos intestinales.

6. Diverticulitis

La enfermedad diverticular es un problema fisiológico por el que la pared del intestino grueso se debilita, se vuelve flácida y forma protuberancias en forma de saco llamadas divertículos. También se llama diverticulosis; y cuando los divertículos se inflaman y se infectan, se llama diverticulitis. Recuerde que toda definición acabada en «itis» indica algún tipo de inflamación.

Recuerde el viaje que hicimos por el sistema digestivo y, en especial, el intestino grueso. Los desperdicios bajan por este tubo merced a una acción muscular llamada peristalsis. Si los músculos pierden tono (por la edad, por falta de ejercicio, o por falta de fibra dietética, por ejemplo), pierden la elasticidad, se comban como los mentones de los viejos y forman saquitos. La capacidad de «empujar» del colon se ve afectada y en vez de «moverse hacia delante», las heces se van reuniendo y se estancan. Eso es la diverticulosis.

Si piensa que todo esto suena desagradable, tiene razón. Si sufre diverticulitis, ya sabe lo molesto que puede ser. Es una enfermedad de evolución impredecible, con estallidos de dolor, náuseas, diarrea, estreñimiento y malestar general.

¿Lo sabía?

Divertículos son los fragmento flácidos del intestino grueso que se abomban hacia fuera, formando sacos "ciegos" en la pared intestinal. Cada saco individual recibe el nombre de divertículo.

Diverticulosis es la dolencia de quien tiene divertículos, por lo que se usan ambos nombres para indicar lo mismo; en otras palabras, esos pequeños saquitos (divertículos) que se forman en la pared del colon y se llenan de productos de desecho. A veces, en lugar de diverticulosis se dice «diverticulitis sin complicaciones» porque los síntomas iniciales –estreñimiento, gases, retortijones, diarrea ocasional y molestias en la parte inferior izquierda del abdomen– suelen ser leves y no dan motivos para preocuparse.

Diverticulitis es la inflamación de las bolsas y el área que las rodea. Es una complicación de la diverticulosis y aparece cuando quedan partículas de los restos circulantes atrapadas en uno o varios divertículos. Cuando los divertículos inflamados se distienden y se atascan con heces, también se inundan de bacterias que consumen grandes cantidades del complejo vitamínico B y desestabiliza el equilibrio de la flora intestinal benéfica. Esto puede conllevar inflamación e incluso infección y, a medida que la enfermedad progresa, las pequeñas perforaciones de la pared del colon provocan dolor y flacidez en el lado inferior izquierdo del abdomen. El síntoma más corriente de diverticulosis, con mucha diferencia, es el estreñimiento crónico. Otros síntomas pueden ser la pérdida de sangre por el recto, malestar abdominal general, «dolores de barriga», fiebre esporádica, náuseas o vómitos, y malestar general. Cuando hay episodios de diarrea, la dolencia puede confundirse con el síndrome del colon irritable.

¿Quién está expuesto?

La diverticulitis suele considerarse una enfermedad de la llamada sociedad civilizada, porque se ve agravada por las dietas demasiado abundantes, de productos refinados, con poca fibra, mientras es más difícil que se den casos en los países donde se consumen productos sin refinar. No suele presentarse antes de los cuarenta, aunque excepcionalmente puede presentarse en personas más jóvenes; y es muy habitual en personas mayores. En personas de mediana edad, la incidencia aumenta de modo espectacular, y tiende a coincidir con la edad; por ejemplo, se ha sugerido que pueden estar afectadas un 50% de las personas con 50 años, un 60% de las que tienen 60, etc.

Posibles complicaciones

Casi todos los casos de diverticulitis se controlan con la dieta y con medicación. Pero puede haber complicaciones. Una pérdida importante de sangre puede evolucionar hasta la hemorragia intestinal. Los divertículos muy inflamados pueden perforarse. Las bolsas perforadas que no se curan, se forman abscesos, el pus y las bacterias sobrepasan la pared del colon, y desembocan en una peligrosa peritonitis. En estos casos suele ser necesaria una operación de urgencia para limpiar el área o extirpar la sección afectada.

Plan de acción para los brotes de dolor

Pruebe los siguientes remedios de urgencia para los estallidos de diverticulitis:

- Si el brote es muy agudo, con gran malestar y una fuerte inflamación, los síntomas pueden suavizarse tomando líquidos y semisólidos fáciles de digerir, durante algunos días. Las sopas y los zumos son ideales para mantener una elevada ingesta de líquidos y nutrientes. Si puede, use frutas y verduras biológicas. Los zumos hechos en casa son mucho mejores, pero si no tiene licuadora sustitúyalos por zumos biológicos envasados, que encontrará en las tiendas de dietética. Haga sencillas sopas de verduras, con zanahoria, brócoli, col, apio y calabaza. Corte los ingredientes, cúbralos de agua y cuézalos hasta que estén tiernos. Bátalo hasta que quede una papilla fina, y vuelva a calentar antes de servirla.

- Los zumos verdes, como el de espirulina, chlorella, cebada, avena y tallos de trigo son unos complementos nutritivos y fáciles de digerir, que puede añadir a su toma diaria de zumos de frutas o verduras.
- Si tolera bien esos líquidos, empiece a añadir algunos alimentos sólidos. Lo más recomendable es la manzana cruda rayada, el plátano triturado, la zanahoria cruda rayada, papaya o mango triturados, nabo o boniato cocidos y triturados. No incluya patatas y quite la piel a todas las frutas y verduras, así como las semillas de tomates, higos y pepinos.
- Cuando empiece a introducir cereales con mucho contenido en fibra, evite el salvado de trigo. Una alternativa para tomar fibra más suave es el arroz integral bien cocido.
- Después de la primera semana, empiece a añadir una cucharada de semillas de lino biológico en polvo a su zumo diario. Ponga las semillas en la batidora, y déjelas girar un poco, antes de empezar a verter el zumo. Aumente gradualmente a dos y tres cucharadas durante las siguientes semanas. Seguramente no le hará falta más, si su dieta ya es rica en fibra. Las semillas de lino representan un excelente suplemento habitual de fibra para una dieta sana.
- Tome a diario algún producto a base de semillas de lino o de *psyllium*.
- Con corteza de olmo triturada se hace una infusión calmante, especialmente recomendable al irse a la cama.
- Mezcle un plátano maduro y una cucharadita de miel con medio yogur de leche de cabra u oveja para darse un capricho dulce, nutritivo y calmante.
- Cuando los síntomas se calmen, siga normalizando la dieta, basada al máximo en alimentos frescos y sin manipular.

Su dieta

- Evite los posibles «irritantes»: Deje a un lado cosas como el zumo de naranja, el salvado de trigo, la leche de vaca y alimentos cargados de números con una E.
- Elija avena en vez de trigo: Prefiera el muesli hecho con avena. Se digiere mejor y es más nutritivo que los cereales que parecen serrín. O haga gachas con salvado de avena. Mézclelo con agua, no con leche, y endúlcelo con una cucharadita de miel, no sólo porque está buenísimo, sino porque tiene una acción antibacteriana y es muy fácil de digerir.
- Celébrelo con frutos secos: Los frutos secos puestos a remojar, como albaricoques, higos y ciruelas aportan una excelente fibra, con muchos nutrientes y de una forma muy dulce.
- Encuentre un edulcorante alternativo: Aunque sea muy goloso o golosa, es imprescindible que corte por lo sano con el azúcar y además evite usar edulcorantes artificiales. La miel puede ser una buena alternativa.
- Deje la cafeína: Las sustancias químicas del café también a veces pueden provocar retortijones.
- Puede tomar un poco de alcohol: El alcohol en pequeñas cantidades tiene un efecto relajante en el colon, por lo que puede ser bueno para reducir los espasmos. ¿Cuánto? No más de una o dos unidades al día. No tengo que decirle que beber más de la cuenta tiene muchos efectos perjudiciales para el cuerpo.
- Mastique la comida: Hágalo verdaderamente a conciencia, y tómese su tiempo para comer.
- Evite el humo de los cigarrillos: El suyo y el de los demás. La nicotina no sólo le complica a usted la vida, sino también a su colon, pues reduce la aportación de sangre a los intestinos.

- Tome vitamina C: Uno o dos gramos de vitamina C de acción retardada antes de las comidas mejorará su regularidad y también puede reducir la inflamación, así como el riesgo de infección. No use esas tabletas de vitamina C que tiene que disolver en agua; pueden resultar muy ácidas y perjudicar una digestión con problemas.

- Pruebe con estos remedios: Para rebajar la inflamación y para estimular la recuperación del recubrimiento intestinal en la diverticulitis, pruebe con la corteza de olmo, tomada con mucha agua antes de las comidas. También me han dado muy buenos informes sobre el uso de suplementos de ajo, para ayudar al organismo en su lucha contra la infección. (Además, da la casualidad de que también resulta una buena solución para los resfriados.)

- Muévase: El ejercicio –caminar, bailar, ir en bicicleta, nadar, hacer gimnasia o yoga aumenta el flujo de sangre en el colon, y estimula la actividad intestinal.

- Frótese la tripa: Aplique una compresa de aceite de ricino. Calmará las molestias y se llevará las toxinas. Funciona mejor si se aplica estando en posición horizontal. Aplique aceite de ricino obtenido por presión en frío, directamente sobre la zona a tratar –por ejemplo, para la vesícula biliar y el hígado será sobre la parte derecha de la caja torácica; para la diverticulitis será en la parte inferior izquierda del abdomen. Cúbralo con varias capas de tela de algodón o franela (bastan cuadrados de unos 30 cm. de lado). Coloque sobre la tela una capa de plástico y deposite encima una botella de agua caliente u otra fuente de calor, y mantenga el conjunto durante una hora. Pasado ese tiempo, quite las capas de tela, limpie el aceite sobrante y aclare suavemente la piel con un poco de agua tibia donde habrá disuelto una cucharada sopera de bicarbonato. Seque bien, y vístase o póngase el pijama, para mantener caliente la zona. Guarde la compresa de ropa en un recipiente con tapa en la nevera, porque el aceite de ricino impregna mucho y le servirá para bastantes veces. Es aconsejable hacerlo durante tres días seguidos, y después puede repetirlo tres veces por semana. Cuidado: no emplee el aceite de ricino para uso interno.

Plátanos y arroz, ¿sí o no?

Sobre estos alimentos, los expertos en nutrición tienen opiniones distintas, puesto que algunos de ellos dicen que no pueden tomarse en caso de enfermedad diverticular, puesto que «estriñen». De hecho, los plátanos y el arroz blanco son ricos en fibra, y tienen la ventaja de ser «adaptogénicos», lo que significa que sirven para detener la diarrea y también para luchar contra el estreñimiento. Es aconsejable señalar que cualquier alimento que contenga fibra puede "estreñir" si la dieta no contiene suficiente agua.

- Aumente su ingesta de líquidos y fibra: Una dieta mejorada, que aporte mayor cantidad de líquidos y fibra mantendrá sana la pared intestinal, regularizará los movimientos intestinales y reducirá el riesgo de nuevos brotes. Pero tenga en cuenta que aunque introduzca la fibra paulatinamente, hay muchas posibilidades de que tenga flatulencia. Suele ser temporal, y es un síntoma de que el cuerpo se está adaptando. Métase también en la cabeza que beber lo necesario se considera tan importante como cualquier cambio en la dieta.

Consejos para reducir el riesgo de la enfermedad diverticular:

- Aumente su ingesta de fibra, pero hágalo despacio.
- Beba más agua.
- Mastique la comida a conciencia.
- Mejore su digestión.
- Si fuma, déjelo.
- Busque un sustitutivo del café.
- Haga más ejercicio
- Disfrute del alcohol con moderación.
- «Vaya al baño» cuando lo necesite. No se aguante.
- Visite a su médico para que le examine y descarte otras dolencias.

7. Alergias alimentarias

Alguna que otra vez, casi todos hemos tenido náuseas o malestar después de una comida abundante, o somos presa de un antojo que deberíamos haber evitado, o comemos algo y no sabemos por qué nos ha sentado mal. Estamos macilentos y mareados durante unas horas, pero nos reponemos y prometemos no volver a hacerlo. Esas cosas pasan; no ha sido nada. Pero, ¿y si hubiera llegado al punto de tener que analizar cada menú? ¿De tener que pensar en casi todo lo que come, porque sabe por experiencia que determinados alimentos, de una lista que parece crecer cada vez más, sencillamente no se llevan nada bien con su digestión? ¿Podrían ser alergias alimentarias?

A menudo las reacciones a los alimentos se descartan como «algo imaginario», pero encontrarse mal por «algo que uno ha comido» no es nada nuevo, ni parece que sea algo imaginario. Las alergias alimentarias, que a veces se llaman intolerancias o sensibilidades, han estado implicadas en una larga lista de diferentes problemas de salud y, por lo que sugieren los estudios, podría ser la causa de muchos síntomas sin diagnosticar en un gran sector de la población.

Los síntomas van desde un relativo malestar hasta la debilidad, y la gravedad y el tipo de respuesta dependen de la parte del cuerpo que se ha visto «atacada», qué clase en concreto de «extraterrestre» o alérgeno ha perpetrado el ataque y cómo responde al ataque aquella zona de células o tejidos.

Síntomas y dolencias

Los síntomas y dolencias relacionados con las alergias alimentarias pueden ser:

Ansiedad	Asma
Candidiasis: todos sus síntomas	Confusión mental
Diarrea	Dolores de cabeza
Enfermedad celíaca	Falta de concentración
Fluctuaciones en el peso	Gastritis
Infecciones de oído recurrentes	Intolerancia al alcohol
Mala digestión	Micción frecuente
Migraña	Artritis
Bursitis	Colitis ulcerosa
Depresión	Dolor en la zona lumbar
Eccema	Enuresis (mojar la cama)
Fatiga pronunciada	Gases
Hipoglucemia	Insomnio
Irritabilidad	Manchas oscuras bajo los ojos, conocidas como «ojos de panda» o «círculos alérgicos»
Ojos hinchados	Otitis cerosa.
Palpitaciones	Picores
Pulso acelerado	Retención de líquidos
Rinitis	Sensibilidad a una familia de alimentos

Síndrome del colon irritable	Susceptibilidad a los virus y a las infecciones por bacterias
Sinusitis	Úlcera

Causas y precursores

Las posibles causas y precursores de alergias alimentarias pueden ser:

- Alimentos mal combinados.
- Antihistamínicos naturales insuficientes (debido probablemente a una absorción inadecuada o a deficiencias en determinados nutrientes).
- Costumbre de comer demasiado aprisa.
- Crecimiento excesivo del hongo *Candida albicans*.
- Deficiencia en la función adrenal.
- Deficiencia en la función hepática.
- Dependencia de comidas envasadas o manipuladas.
- El virus de la úlcera, *Helicobacter albicans*.
- Elección limitada o restringida de alimentos.
- Enzimas digestivos inadecuados.
- Estómago descompuesto, gastroenteritis o infección viral.
- Excesiva exposición al estrés.
- Existencia de alergias respiratorias.
- Herencia de un historial de alergias en la familia, o de predisposición a las mismas.
- Intolerancia a la lactosa.
- Niveles inadecuados de ácidos gástricos.
- Parásitos intestinales.
- Síndrome del intestino permeable.

Antes de seguir adelante, asegúrese de comprender lo que es una alergia alimentaria, y qué es lo que hace.

Una reacción alérgica significa una reacción alterada, una respuesta anormal a una sustancia normal. Casi siempre se da ante algo que encontramos a diario a nuestro alrededor, como pelusa de un animal de compañía, polen, polvo o, por lo que respecta a este capítulo, un alimento (o un ingrediente, o un contaminante, presentes en el alimento). Llamamos a la sustancia que provoca la reacción alérgeno o antígeno. Palabra que significa cualquier sustancia que, al introducirse en el organismo, provoca la formación de anticuerpos. Piense en los alérgenos como extraterrestres.

Es algo comúnmente aceptado que muchas (aunque no todas) alergias alimentarias, en mayor o menor medida, implican al sistema inmunológico, nuestro «ejército» interior, que protege al cuerpo de las infecciones virales y bacterianas, y del cáncer. También se reclama su presencia para enfrentarse a cualquier invasor que el cuerpo no reconozca. Cuando un alérgeno alimentario se introduce en el cuerpo, aunque el alimento sea conocido y de apariencia inofensiva, se disparan las alarmas para advertir al organismo de que hay un extraterrestre en el territorio, y para convocar a sus defensas. Los anticuerpos, conocidos como inmunoglobulinas (digamos que son las fuerzas especiales), trabajan con los glóbulos blancos para dar caza al intruso.

Las inmunoglobulinas son anticuerpos, sustancias proteínicas manufacturadas en el cuerpo que están diseñadas para «perseguir» a cualquier invasor y neutralizarlo, frenarlo o exterminarlo.

Los dos grupos de alergias

Los dos grupos principales de alergias son las verdaderas (también llamadas fijas o clásicas), y las cíclico–acumulativas. Para confundirnos aún más, tal como he mencionado antes, las alergias también pueden deberse a intolerancia o sensibilidad a algún alimento. Según la fuente de información de que disponga, esos términos se emplean indistintamente para referirse a la misma sintomatología, o también puede ser que se refieran a formas de respuesta alérgica totalmente distintas.

Alergias verdaderas

A veces se las llama alergias fijas, alergias clásicas o anafilaxis alimentaria, que por suerte son relativamente raras, y van del 1% al 3% de los casos. Los síntomas suelen ser graves e inmediatos. Si tiene la mala suerte de pertenecer a este grupo de alergias, el lado bueno puede ser la posibilidad de que aún no lo sepa. Esta clase de reacción alérgica suele ser de origen genético, además de un peligro para toda la vida. Algunos de los antígenos más comunes son los cacahuetes, el marisco, los frutos secos y los huevos, pero se puede ser alérgico absolutamente a todo. No cambia nada si el afectado está más o menos en contacto con su antígeno; siempre será un problema. La más insignificante cantidad de una sustancia puede llevar al sistema inmunológico al pánico y el caos, llevándolo a liberar grandes cantidades de poderosas sustancias químicas inflamatorias llamadas, entre otras, leucotrienos e histaminas.

Los vasos sanguíneos se dilatan, y los fluidos dejan de estar controlados por la circulación, provocando un impresionante bajón de la presión sanguínea. La garganta y la lengua se hinchan. Las toxinas se liberan y provocan espasmos en los bronquios, causando una reacción de sofoco parecida al asma. La conmoción resultante, conocida como anafilaxis, puede darse en segundos, en minutos o al cabo de unas horas de haber entrado en contacto con el alimento ofensivo.

Los afectados se ven entonces en la necesidad de aportar urgentemente reservas de adrenalina que, una vez inyectada, contraataca los efectos de la histamina abriendo las vías de aire para recuperar la respiración. Un solo momento de duda puede ser fatal. Si padece este tipo de alergia, tenga mucho cuidado cuando compre alimentos envasados o si come fuera de casa, porque entre los inofensivos ingredientes puede hallarse oculto un problema para usted.

Intolerancia alimentaria

Es un término que a veces se usa para referirse a la alergia alimentaria, pero también se refiere a quien ha perdido –o nunca ha tenido– la habilidad para digerir un alimento determinado por culpa de una deficiencia enzimática; para lo que se usa más el término, es para describir la intolerancia a la lactosa cuando existe una deficiencia del enzima lactasa, que se necesita para digerir el azúcar de la leche. El sistema inmunológico no interviene en la intolerancia a la lactosa. Sin embargo, la leche de vaca que se introduce regularmente en un cuerpo que carece del enzima para digerirla, con el tiempo podría convertirse en un alérgeno y suscitar una alerta del sistema inmunológico, porque la leche sigue sin digerirse y podría ser precursora de otras enfermedades, como el síndrome del intestino permeable.

La intolerancia al gluten, que es un componente de algunos cereales, y predomina en el trigo, provoca la reacción del sistema inmunológico.

La intolerancia a los alimentos también puede relacionarse con algún detonante psicológico, como haber sido obligados a comer un determinado alimento durante la infancia; la memoria de un suceso desagradable asociado con un alimento puede salir de nuevo a la superficie tiempo después, en forma de reacción alérgica.

Sensibilidad alimentaria

Es un término relativamente nuevo que se usa para describir una reacción a cualquier alimento que cause problemas digestivos, le hinche, le haga sentir náuseas o le deje sin fuerzas y con la mente confusa. A menudo, las sensibilidades alimentarias son resultado de un síndrome de intestino irritable. Las reacciones se dejan sentir primero en el sistema digestivo, y también pueden ser responsables de otros síntomas, como problemas de peso, dolor en las articulaciones, erupciones en la piel.

Aunque no todos están de acuerdo, algunos especialistas en alergias coinciden en la idea de que el sistema inmunológico podría estar implicado en la sensibilidad alimentaria, tal como en la verdadera alergia alimentaria, aunque en un grado menos severo, y sin poner en peligro la vida. Verdaderamente, parece poder deducirse que la sensibilidad alimentaria se debe sobre todo al bajo nivel de ácido en el estómago o a la falta de enzimas digestivos; en otras palabras, se debe a una mala digestión.

¿Podría deberse a una digestión defectuosa?

A partir de todo lo que he dicho, es muy natural que suponga que lo que le aflige es una alergia alimentaria. Pero ¿ha considerado la posibilidad de que la reacción que le afecta podría ser provocada por una incapacidad de digerir? Seguro que no soy la primera especialista en nutrición que observa que algunos de los síntomas de una supuesta reacción alimentaria de parecen a los de la insuficiencia digestiva, y que muchos casos de la llamada alergia desaparecen completamente cuando el sistema digestivo está curado y se ha mejorado la digestión.

Herbert Shelton, un médico americano que dedicó gran parte de su carrera a investigar las distintas formas en que los alimentos pueden afectar al sistema digestivo, observó que un número sorprendente de sensibilidades alimentarias desaparecían completamente cuando la gente que pensaba que era alérgica empezaba a comer, tal como él decía, «combinaciones digeribles». No, no, no tiene nada que ver con comerse la ropa interior, pero lo tiene todo que ver con comer alimentos que encajan con el estándar digestivo natural, en vez de llenar el plato de alimentos que estaban destinados a llevarse mal, no sólo el uno con el otro, sino también con el sistema digestivo. La opinión del doctor Shelton de que los hidratos de carbono no se digieren adecuadamente si se comen al mismo tiempo que las proteínas no encontró mucho eco entre sus colegas. Sin embargo, su investigación extensiva, y la que hicieron otros especialistas antes y a partir de entonces, parece confirmar que la combinación de los alimentos, en efecto, mejora la calidad de la digestión.

No sugiero que este planteamiento pueda aplicarse a todo el mundo que tenga alergias. Está claro que las reacciones alérgicas son muy corrientes, y muy ciertas. Sin embargo, mi experiencia personal con pacientes demuestra que cuando se mejora la digestión se advierte una clara mejora o una desaparición definitiva de los síntomas de «alergia».

El sistema no puede sobrellevarlo...

Parece altamente probable que el cuerpo humano simplemente no puede asimilar los numerosos cambios en los hábitos alimentarios que han tenido lugar en el último medio siglo. Nuestro sistema digestivo, que aún trabaja como lo hacía 40.000 años atrás, se enfrenta de repente con una dieta de alimentos a los que no está acostumbrado, totalmente manipulados, que están integrados por sustancias producidas de un modo nada natural, híbridas de otras, o modificadas o alteradas de cualquier otro modo; comida «de plástico», cargada de conservantes y desnaturalizada hasta tal punto que nos resulta difícil reconocer los ingredientes originales.

...y está sobrecargado

Algunos investigadores y especialistas en alergias piensan que cuanto menor sea la inmunidad y mayor sea la exposición a potenciales alérgenos, tantas más posibilidades habrá de reacciones alérgicas. Esta teoría se conoce como el Concepto del Lleno Total, o la Teoría del Sistema Sobrecargado, y significa simplemente que es más posible que alguien reaccione –o reaccione exageradamente– a un alérgeno (tanto si es un alimento, una sustancia química o algo suspendido en el aire) si su sistema inmunológico funciona mal, y debido a ello no puede enfrentarse al invasor.

Si alguien se alimenta adecuadamente, como una dieta variada, descansa lo necesario, no fuma ni consume drogas «sociales», bebe alcohol con moderación y no está muy estresado, o vive pocas situaciones de estrés, se deduce que su sistema inmunológico será lo bastante fuerte para impedir la entrada de aquellos «extraterrestres» de los que hemos hablado antes. Sin embargo, si su cuerpo se encuentra sometido a mucho estrés, duerme poco, y se fía demasiado de las comidas envasadas, o sigue otro tipo de dieta restringida, se salta comidas regularmente; si se somete al humo del tabaco o a otro agente de polución intensa (por ejemplo, si trabaja en una zona de mucha polución o circula por lugares con mucho tráfico), todo eso está abonando el terreno para que las alergias puedan asentarse con fuerza. Y si encima ya es sensible al polen, a los ácaros del polvo, a la pelusa de los animales, etc., aumentan sus posibilidades de ser un candidato a las reacciones alimentarias.

Nuevas sustancias químicas

Para complicar más el problema, está el hecho de que la gran mayoría de los alimentos producidos para ser comercializados en las tiendas de ultramarinos, están cargados de numerosas sustancias químicas relativamente nuevas en forma de conservantes, colorantes, potenciadores del sabor, estabilizantes y emulsionantes artificiales, a los cuales ni el organismo en general, ni el sistema inmunológico en particular, ha tenido tiempo de adaptarse.

Alimentos manipulados

A pesar de nuestro rápido y casi terrorífico «progreso» en ciencia, tecnología y comunicación, y de las enormes mejoras en nuestro modo de vida, es posible que no hayamos hecho tantos progresos en lo que respecta a nuestra alimentación. Puede parecer que los supermercados rebosan de variedad, pero mire un poco más de cerca. La variedad de productos frescos que era tónica dominante en la edad de piedra del cazador/recolector se ha visto reemplazada con un suministro de alimentos más limitado y no–tan–naturales, basados en trigo y maíz genéticamente manipulados, carne de granjas superpobladas, leche pasteurizada y de producción intensiva, azúcar muy refinado y grasas fabricadas, todo ello adornado con una pasmosa serie de productos químicos creados por el hombre, como los aditivos artificiales y restos de manojos de hortalizas que sólo llevan dando vueltas unos cuantos años. Esto ha pasado en un espacio de tiempo que no es lo bastante largo para que nuestros cuerpos puedan siquiera empezar a adaptarse: un simple nanosegundo en la biología evolutiva.

Un sistema demasiado ácido

Una dieta con pocas frutas y verduras puede hacer que la sangre se vuelva demasiado ácida. Hay algunas evidencias clínicas que sugieren que, si se incrementa la ingesta de verduras frescas, precursoras de componentes alcalinos, se reduce el número de reacciones adversas a los alimentos. Puede que sea porque los nutrientes de estos alimentos son buenos estimulantes de la inmunidad, o quizá porque la mayoría de frutas y verduras son más fáciles de digerir que las carnes y los cereales y los alimentos manipulados, que dan mucho trabajo y son precursores de ácido. O quizá todo se reduce a que, si comemos más frutas y verduras, evidentemente comemos menos alimentos susceptibles de provocar reacción.

Síndrome del intestino irritable

Es una enfermedad donde la pared del intestino delgado «tiene un escape» y deja pasar a la sangre algunas sustancias que no tendrían que estar allí.

¿Podrían causar problemas de peso las alergias alimentarias?

Es bastante normal encontrar personas que se quejan de aumento de peso aunque saben, saben con toda seguridad, que sus niveles de actividad son los mismos que cuando estaban más delgadas, y no han ingerido calorías extra. Los expertos en obesidad, por lo general, dirán que no es posible, que es fácil comer más sin darse cuenta o que cualquier exceso de peso se deber a comer más de la cuenta o hacer poco ejercicio.

Si se ha estado esforzando por perder peso pero, a pesar del ejercicio extra, el control de calorías en la dieta, y grandes esfuerzos de voluntad, ha hecho pocos progresos, o ninguno, podría interesarle cambiar de orientación.

La idea de que una reacción a los alimentos, efectivamente, pueda causar problemas de peso, todavía levanta controversia. Igual que el concepto de que una digestión pobre también puede contribuir a que haya sobrepeso. Pero el trabajo con los pacientes, y la información obtenida a partir de ello, sugieren con muy buena base que algunos casos de sobrepeso responden extremadamente bien, no solo a las mejoras en la dieta, sino también a Ias mejoras en la digestión. También podría haber una relación entre las alergias y esos incómodos gases que asociamos a la retención de líquidos. Cuando las alergias alimentarias irritan e inflaman el intestino, el cuerpo responde tratando de «inundar» las sustancias irritantes y, en el proceso, acumula fluido extra que, a su vez, puede llevar a una indeseada retención de líquidos. Además, algunas sustancias químicas liberadas durante este proceso no sólo ralentizan el metabolismo, reduciendo nuestra capacidad para quemar las grasas, sino que también pueden hacer que tengamos más hambre; como resultado, por supuesto, aumentamos de peso.

Hay muchos cambios sencillos de dieta y de estilo de vida que pueden ayudar a reducir el riesgo de reacciones alimentarias, pero antes de probar otra cosa, yo daría prioridad a los tres movimientos principales.

Si lo que tiene es una alergia alimentaria cíclica o acumulativa, entonces el modo más efectivo de tratar el problema es eliminar el alimento que le causa la reacción. A veces es fácil. Otras, decidir qué comidas (si es que alguna lo es) son las verdaderamente problemáticas puede ser un problema espinoso. Es perfectamente posible que no tenga alergia a nada, pero es igualmente importante darse cuenta de que el causante de la reacción en una persona puede no hacer lo mismo en otra: el clásico caso en que la carne que uno come es lo que provoca alergia en otro.

Nivel 1. Mejore la digestión

A veces los síntomas que parecen una alergia tienen, como acabo de explicar, muchas posibilidades de estar relacionados con una mala digestión. Es por esta razón por lo que mi primer consejo es que haga lo que pueda para mejorar el modo en que su cuerpo digiere los alimentos. Esta puede ser una de las jugadas más importantes que usted puede hacer para mejorar la salud.

Nivel 2. Elimine los tres grandes grupos de alimentos problemáticos

- Alimentos con base de trigo: Estos alimentos, sobre todo los cereales de trigo y el pan, son una causa bastante comente de indigestión, de gases, de colon irritable, de confusión mental, y de lasitud general. Una de las cosas de las que se queja la mayoría de gente que come mucho pan es de sentirse siempre cansados. El pan de centeno, las crackers de centeno, las galletas de avena y las tortas de arroz son alternativas nutritivas a la tostada del desayuno o al bocadillo de media mañana. Las gachas de avena, el salvado de avena, el arroz, el centeno, la quinoa o el cuscús de mijo (evite el cuscús de trigo) son opciones de cereales. Es bueno saber que el trigo candeal y la variedad kamut (también una clase de trigo) suelen ser bien tolerados, incluso por aquellos que no toleran la pasta comente. Los amantes de la pasta sensibles al trigo pueden probar la pasta de arroz o de quinoa.

- Leche de vaca: También resulta difícil de digerir para mucha gente. Una nube en una taza de té no causa muchos desbarajustes, pero en cantidades mayores –beber un vaso entero o verterla sobre los cereales– puede generar acidez, moco y heces pegajosas. Pruebe en su lugar la leche de avena, la leche de arroz y la leche de soja biológica. Y consuma quesos y yogures de leche de oveja y de cabra, en vez de sus equivalentes elaborados con leche de vaca.

- Aditivos alimentarios: Mire las etiquetas y evite los aditivos alimentarios artificiales como los colorantes E102 tartrazina y E110 amarillo anaranjado, los conservantes con base de azufre E220 a E227; el nitrito de sodio, E250, conservante y fijador del color, y el potenciador del sabor E621 glutamato monosódico. Evite los edulcorantes artificiales, incluido el sorbitol, la sacarina y el aspartamo.

Nivel 3. Plantéese tomar una tanda de probióticos y enzimas digestivos

Invierta en productos de primera calidad, y tómelos cada día. Los probióticos le ayudarán a repoblar la flora bacteriana beneficiosa del colon. Los enzimas digestivos reducirán la tensión del sistema digestivo, permitiéndole descansar y asegurarán que digiera adecuadamente sus comidas. A medida que nos hacemos mayores, nuestros estómagos pueden producir menos ácido gástrico o menos enzimas digestivos y, como consecuencia natural, los alimentos no se descompondrán ni se asimilarán de forma tan eficiente como antes. Adquiera los productos de buenas marcas en las tiendas de dietética.

Si al cabo de un mes se siente mejor, y puede permitírselo, le sugeriría que tomase los probióticos y los enzimas digestivos durante otros dos meses. No es una opción barata, pero siempre he considerado más importante un suplemento de calidad que una prenda de ropa nueva, un producto de maquillaje o un móvil nuevo. No olvide nunca que su salud es su fortuna.

- Busque otros elementos problemáticos: Aunque no tenga problemas de alergia, es mejor que consuma los componentes de la siguiente lista sólo en cantidades pequeñas.
  - Agua del grifo.
  - Azúcar.
  - Marisco.
  - Cacahuetes.
  - Café y cola.
  - Cosas fermentadas.
  - Gluten.
  - Huevos y pollo no ecológicos
  - Maíz.
  - Zumo de naranja.

Esté atento a los alimentos relacionados

Los alimentos que pertenecen a una misma especie o a una misma familia botánica pueden provocar reacciones parecidas en mucha gente, porque tienen las mismas proteínas o la misma estructura química. Por eso alguien que sea alérgico a la leche de vaca puede reaccionar también a la carne de ternera. Si tiene problemas con las gambas, debería tener cuidado con todo el marisco. Algunos alimentos pueden causar reacción, no porque estén relacionados, sino porque contienen los mismos aditivos.

Si prueba sencillamente a retirar estas «familias de alimentos» durante algunos días, puede ser un buen sistema para descubrir los causantes del problema.

Si sigue sin obtener resultado respecto de lo que le aflige, es muy recomendable jugar con distintas combinaciones. He conocido unas cuantas almas sensibles... a los alimentos que, aunque no reaccionaban a ninguno de los grupos individuales citados en la lista anterior, descubrieron que el problema estaba en las mezclas. Por ejemplo, una paciente sólo tenía problemas si comía el queso con pan. Una ensalada de queso no le causaba ningún problema, pero un bocadillo de queso le resultaba «dolorosísimo». Otra señora descubrió que los tomates sólo perjudicaban su digestión (y sus articulaciones artríticas) si los comía cocidos y si comía la piel. Los tomates crudos y pelados iban la mar de bien. Un tercer paciente que vino a verme para que le aconsejara para reducir su colesterol, bajar de peso y aliviar la dispepsia, descubrió que digería bien el huevo revuelto, y también el pan tostado (no tenía alergia a los huevos ni al gluten), pero si comía las dos cosas juntas, como una tostada con huevo revuelto. Las molestias digestivas resultantes le duraban todo el día.

Vuélvase ecológico

A veces pueden ser los aditivos alimentarios u otros residuos químicos, y no el alimento en sí mismo quien causa el problema. ¡He visto personas reactivas al chocolate corriente, a quienes no les afectaba el chocolate ecológico! Yo misma tolero pequeñas cantidades de leche ecológica de vaca, pero si bebo la más mínima cantidad de la versión no ecológica empiezo a estornudar y tengo indigestión. Cuando hay personas reactivas al pollo criado con piensos y luz artificial y a los huevos de gallinas del mismo origen, comen sin problemas los que se han criado al aire libre y con alimentación ecológica, esto puede sugerir que la intolerancia no es a los alimentos, sino a los residuos de fármacos, los colorantes artificiales, las hormonas y otros productos químicos presentes en la versión de producción intensiva. Supongo que es bueno señalar que «ecológico» y «al aire libre» no significan lo mismo. Las gallinas, por ejemplo, pueden ser de «aire libre» porque les permiten correr por fuera, pero pueden seguir alimentándolas con piensos no ecológicos. Cuando elija el pollo y los huevos, piense que siempre es mejor elegir pollos criados «al aire libre» que encerrados y con luz artificial, pero siempre que esté en su mano será preferible un pollo alimentado ecológicamente.

~~~~~~

¿Lo sabía?

El agua clorada puede causar indigestiones muy graves. He conocido algunas personas que pasaron meses tratando de aislar el alimento concreto que pensaban que les destrozaba la digestión, para acabar descubriendo que el problema estaba en el cloro del agua del grifo. ¿La respuesta? Fíltrela.

~~~~~~

Controle sus alimentos favoritos

No sirve de nada decir que la gente a menudo asegura que se encuentra mejor cuando sólo come sus alimentos «favoritos». Sin embargo, irónicamente, los alimentos que figuran en la dieta de una forma destacada, es decir que se comen cada día o varias veces al día, a menudo aparecen como culpables. Esto hace que resulte muy difícil saber qué comer y qué eliminar. Si deja de comer durante un tiempo sus alimentos favoritos y se encuentra peor, podría ser un síntoma de retractación. El proceso de encontrar los alimentos que causan alergia o intolerancia es complicado y requiere el apoyo de un especialista.

No restrinja su dieta

Son tantos los alimentos que pueden ejercer como potenciales precursores de alergias, que puede pensar que es mejor eliminarlo casi todo y ver qué pasa. Cuidado. Igual que una dieta limitada puede provocar alergias alimentarias, restringir aún más las opciones podría hacer que su organismo se volviera reactivo a los pocos alimentos que quedan. También hay peligro de desnutrición, porque no está comiendo una variedad lo bastante amplia de nutrientes. Las dietas de exclusión breves pueden ir bien en algunos casos, pero no es necesario ni saludable mantenerlas durante mucho tiempo. La prueba es que se ha criticado a algunos alergólogos demasiado celosos por retirar de la dieta demasiados alérgenos potenciales, por un periodo de tiempo demasiado largo, sin controlar debidamente el estado nutricional y el progreso de los síntomas del paciente. No me cansaré de insistir en la necesidad de vigilancia cuando se trata de alergias o intolerancias alimentarias.

¿Está comiendo alimentos realmente frescos?

Compruebe siempre la fecha de caducidad de todo lo que compre, y asegúrese de consumirlo antes de la misma. Los alimentos que tienen facilidad para fermentar deberían recibir especial atención (incluso si no es alérgico a esos alimentos), ya que los mohos son reconocidos precursores de alergias.

Así que asegúrese de que sólo compra lo más fresco. Siempre recuerdo el consejo dado en una conferencia por el experto en nutrición Geoffrey Cannon, sobre que deberíamos comer la comida que se estropea ¡antes de que se estropee! Qué consejo más sensato. Lo más habitual es que los alimentos más nutritivos sean los que, en circunstancias normales, se deterioran antes; o sea, los productos frescos, integrales, sin adulterar. Los alimentos muy manipulados y refinados, con conservantes añadidos, no pueden llevar el mismo nivel de nutrientes que sus equivalentes frescos.

Así pues, los alimentos que fermentan, pueden agravar las reacciones directas. Esos alimentos son:

- Adobos y condimentos.
- Arroz cocido.
- Bebidas alcohólicas.
- Cacahuetes.
- Carnes ahumadas o sometidas a otros procesos de conservación.
- Carnes crudas.
- Chucrut.
- Comidas envasadas, sobre todo si contienen tomate.
- Cubitos de caldo y extractos de levadura.
- Frutos secos.
- Hierbas, chile y curry.
- Leche, crema de leche y yogur.
- Mayonesa, aliños de ensalada, alimentos que contengan vinagre.
- Pan y otros productos horneados que contengan levadura.
- Pescado ahumado.
- Quesos.
- Salsa de soja.
- Setas.
- Zumos envasados.

Eso no significa necesariamente que sea sensato retirar todos estos alimentos de la dieta. Basta con que se dé cuenta de lo importante que es comer las cosas en buen estado.

Considere la probabilidad de otras dolencias

Siguiendo con lo que decía en el apartado anterior, si tiene un problema de reacción a algún alimento, tuene que considerar la probabilidad de que haya otra enfermedad oculta, como la candidiasis o el síndrome del intestino permeable. Lea los capítulos dedicados a ellas y mire si los síntomas coinciden con su perfil.

Asegúrese de no tener el virus de la úlcera

La *H.pylori*, según un reciente estudio, podría ser el responsable de alertas alimentarias. Si a pesar de sus esfuerzos no mejora, visite a su médico y pídale que le haga las pruebas necesarias para detectar la *H.pylori*.

Sea precavido, pero sensato

Si cree que un determinado alimento es realmente problemático, retírelo de su dieta por un periodo breve, volviendo a introducirlo tras un intervalo de tres meses.

Puede encontrarse con que ya no le causa problemas, porque por entonces ya digiere mejor todos los alimentos. Lo que se desprende de todo esto: si no tiene muy buena salud y no mejora, a pesar de cualquier tratamiento que siga, investigue la posibilidad de que algunos alimentos puedan representar un problema, pero elimine un alimento sólo cuando tenga la certeza absoluta de que le afecta perjudicialmente. No elimine algo sólo porque ha oído o leído que le ha causado una reacción alérgica a alguien.

Solucione el estrés

Es bien sabido que cuando el cuerpo se encuentra sometido a estrés las reacciones alérgicas pueden ser más fuertes. Una teoría para ello es que los individuos alérgicos tienen menos glóbulos blancos de los necesarios para fabricar anticuerpos. También se sabe que, sometidos a estrés, los niveles de IgA son muy reducidos. La IgA trabaja fuera de la membrana de mucosa, donde establece una barricada para mantener alejadas las sustancias extrañas. Se cree que la gente que padece alergias, sobre todo las de tipo cíclico, generalmente tienen niveles bajos de esta inmunoglobulina en concreto. Pero cuando se sucumbe a los efectos del estrés negativo, la situación empeora.

Consejos para reducir el riesgo de alergias:

» Cuidado con restringir su dieta: coma la mayor variedad de alimentos posible.

» Corte por lo sano con los alimentos problemáticos de que le he hablado en este capítulo, y haga un esfuerzo por introducir alguna de las alternativas que he sugerido.

» Aumente su ingesta de verduras frescas y ensaladas.

» Reduzca el uso de productos químicos para de uso doméstico, y use productos biodegradables para toda la casa.

» Evite las comidas envasadas y para llevar: prepare las comidas desde el principio, así sabrá lo que llevan.

» Repueble su flora bacteriana beneficiosa regularmente (ver probióticos).

» Filtre el agua del grifo.

» Elija alimentos ecológicos siempre que pueda.

» Comprenda los rudimentos de la combinación.

» Haga una prioridad de la mejora de su digestión.

8. Cálculos biliares

Los cálculos biliares pueden ser redondos, ovalados o poliédricos, granos de arena o trozos de fina gravilla, o pueden desarrollarse hasta ser como un grande y doloroso guisante, un enorme mármol o una gigantesca pelota de golf. Podría ser que un solo cálculo llenase toda la vesícula biliar. Obviamente, el tamaño importa, porque mucha gente que debe ser operada por cálculos biliares, después expone contenta su «trofeo».

Los cálculos biliares se forman cuando hay un desequilibrio en los componentes de la bilis, la cual es elaborada por el hígado y se almacena en la vesícula biliar.

¿Cómo se forman los cálculos biliares?

Como no pueden pasar por el conducto biliar, los cálculos se quedan varados en la vesícula o, si han logrado moverse un poco, podrían quedarse trabados en el conducto cístico (la salida de la vesícula), o en el conducto biliar, que lo une con el intestino delgado.

Hay cuatro clases distintas de cálculos. La clase que se le forme a uno depende de una gran variedad de motivos, sobre dónde y cómo se ha dado el desequilibrio, y en el promedio de ingredientes de la bilis y su solubilidad. Para simplificar, la bilis soluble fluye libremente, la bilis apelmazada no. Si aumenta el colesterol, o disminuyen las sales de bilis o la lecitina, la bilis se vuelve espesa y pegajosa. Es en este estado cuando las minúsculas partículas de la bilis comienzan a atraer a su alrededor al colesterol, y forma arenilla, y más adelante piedras. Se estima que, una vez ha empezado el proceso, las piedras pueden aumentar de tamaño alrededor de 25 centímetros por año.

Las piedras de colesterol puro, como puede suponerse, están formadas por colesterol endurecido. Es más probable que se formen si, por alguna razón, la vesícula no se vacía como debiera, y si el equilibrio de ingredientes de la bilis se ve perturbado (es decir, hay demasiado colesterol y demasiadas pocas sales). Estas piedras son corrientes en el opulento hemisferio occidental, apenas se dan en los países subdesarrollados.

Las piedras de pigmento puro están formadas por bilirrubina, por lo que son marrones. Suelen estar asociadas con infecciones del tracto biliar, infecciones parasitarias, cirrosis hepática o anemia drepancocítica. Todavía son raras en occidente. Son más corrientes en países asiáticos, donde hay una gran frecuencia de infecciones parasitarias del hígado y la vesícula. También hay evidencias de que pueden estar relacionadas con la exposición al sol.

Las piedras mixtas están hechas de colesterol, pigmento, calcio y sales de bilis. En los países ricos suele ser la clase de cálculo biliar más corriente.

Las piedras minerales están formadas sobre todo por calcio, pero también pueden contener silicona u óxido de aluminio.

Si se pregunta qué viene primero, si la enfermedad de la vesícula o los cálculos biliares, en muchos casos el orden es como sigue:

- Como resultado de la dieta, o de otros factores, la bilis se espesa y sus movimientos son más lentos.
- La vesícula no se vacía como debería.
- La bilis se solidifica formando piedras.
- Los conductos se atascan.
- La vesícula se dilata y se inflama.
- Casi no puede efectuarse el vaciado.
- Resultado: enfermedad de la vesícula biliar, llamada colecistitis.

- Casi todos los que sufren inflamación de la vesícula tienen cálculos biliares.

Posibles síntomas

Es perfectamente posible tener cálculos renales y no tener ningún síntoma. Nunca le molestarán y nunca sabrá que los tiene, a menos que se hagan visibles en alguna prueba que se haga por otra razón. Las personas que tienen estas «piedras silenciosas» se llaman asintomáticas (sin síntomas). Cuando se dan los síntomas, generalmente nos referimos al episodio sencillamente como un «ataque de piedras», porque ocurre repentinamente, cuando la pared de vesícula se inflama, o porque las piedras se han movido de la vesícula y han bloqueado uno de los conductos. Lo más habitual es que los ataques se den después de una comida muy abundante y grasa, o durante la noche. Otros síntomas pueden ser:

- Cólicos.
- Dolor bajo el hombro derecho.
- Dolor en el abdomen.
- Dolor entre los omóplatos.
- Dolor punzante en el cuadrante superior derecho.
- Dolores de cabeza.
- Eructos.
- Estreñimiento.
- Gas.
- Hinchazón abdominal.
- Indigestión.
- Intolerancia recurrente a las comidas grasas.
- Irritabilidad.
- Mal humor repentino.
- Malestar profundo después de una comida que contiene grasa.
- Náuseas o vómitos.
- Sensación de saciedad.

¿Cuáles son los factores de riesgo?

- **Dietas relámpago.** Así que no las haga. Hay muchas evidencias de que los programas de adelgazamiento con dietas de muy bajo contenido calórico son un factor de riesgo para tener cálculos biliares. Lo que pasa es que, como el organismo metaboliza la grasa durante las rápidas pérdidas de peso la cantidad de colesterol en la bilis aumenta, y es más posible que se formen piedras.
- **Ayuno.** Tiene un efecto parecido al de la dieta relámpago. La repentina reducción de calorías ralentiza las contracciones de la vesícula biliar y hace que la bilis quede concentrado, produciendo más colesterol de la cuenta. Así que no lo haga si no conoce muy bien el procedimiento y no tiene apoyo médico.
- **Dietas con poca fibra, mucha grasa y mucho azúcar.** Considere que esta clase de dieta es un «superalimento» para los cálculos biliares. Los hidratos de carbono refinados, el azúcar y la clase de grasas equivocada; todo sirve para deteriorar la solubilidad de la bilis y reducir su fluidez.
- **Alergias alimentarias.** Se cree que la sensibilidad a determinados alimentos agrava los cálculos. Huevos, carne de cerdo, cebollas, pollo, leche, café, cítricos, maíz, legumbres y frutos secos se han identificado como posibles precursores. Los tres primeros de la lista parecen ser los más problemáticos. Pero eso no significa que todo el que tenga cálculos biliares es alérgico a alguno o todos estos alimentos.
- **Diabetes.** Los diabéticos pueden tener unos niveles de determinadas grasas en la sangre (conocidas como triglicéridos), más elevados que la gente sin esta enfermedad, y esto aumenta el riesgo de cálculos. También es posible que la insulina juegue su papel en esto, estimulando al organismo a producir más colesterol.

- **Ser mujer.** Solía decirse, de forma muy poco amable, que la típica personalidad con cálculos biliares era formal, fondona, flatulenta, fémina y cuarentona, una lista que conocían los estudiantes de medicina de todas partes. Aunque obviamente sexista y discriminatoria, sigue siendo cierto que los factores de riesgo son mayores para las mujeres de este grupo de edad que tienen sobrepeso y padecen estreñimiento y mala digestión. Pero no hay otros criterios que encajen. El segmento de edad es hoy más amplio: pueden ser mujeres entre veinte y sesenta años y tienen entre dos y cuatro veces más probabilidades de desarrollar cálculos que los hombres. Puede que también haya alguna predisposición genética. Las mujeres estadounidenses que superan los treinta —de hecho siete de cada diez— corren el riesgo de tener cálculos biliares. Pero sólo el 10% de las mujeres negras del mismo grupo están afectadas.

- **Problemas hormonales.** El exceso de estrógeno del embarazo, la píldora anticonceptiva o la terapia hormonal de sustitución (THS), parecen incrementar los niveles de colesterol en la bilis, y ralentizar los movimientos de la vesícula biliar, y ambas cosas pueden llevar a la aparición de cálculos.

- **Comer carne.** Los vegetarianos parecen tener menos riesgo de contraer cálculos biliares que quienes comen carne.

- **Enfermedad de Crohn y fibrosis cística.** En estas dos enfermedades se encuentra afectada la secreción de bilis, y la reabsorción de la bilis funciona muy mal, aumentando el riesgo de cálculos.

- **Adorar al sol.** Hasta ahora esta posibilidad sólo ha sido sugerida por un estudio. Sin embargo, los números son alarmantes. En un estudio hecho con 206 personas de piel blanca, los que tomaban el sol durante periodos más largos, tenían dos veces más riesgo de padecer cálculos biliares que los que no lo tomaban.

- **Envejecer.** Como en la mayoría de enfermedades, la edad juega su papel. Las personas que superan los sesenta años tienen más posibilidades de desarrollar cálculos que las personas más jóvenes.
- **Tener sobrepeso.** La obesidad es un gran factor de riesgo, seguramente porque el factor grasa ralentiza el vaciado de la vesícula biliar, de lo que se desprende un aumento de colesterol. No hace falta que tenga un gran sobrepeso. Pasarse moderadamente de peso también aumenta el riesgo. Porque cuantos más quilos le sobren menos controlados están sus niveles de insulina que, a su vez, pueden desequilibrar el colesterol.
- **Tomar fármacos para reducir el colesterol.** Me temo que es contradictorio pero cierto. Los fármacos que reducen los niveles de colesterol en sangre pueden hacer que aumente la cantidad de colesterol segregado en la bilis que, por supuesto, aumenta el riesgo de cálculos biliares.
- **Estar inactivo.** La falta de ejercicio induce la reducción de secreciones biliares, y aumenta las posibilidades de litiasis biliar (vaciado incompleto de bilis de vesícula y solidificación de la bilis en piedras)
- **Tener estrés.** El estrés es un factor negativo para cualquier enfermedad.

Plan de acción contra los cálculos biliares

Una dieta típica con pan blanco, galletas, café, dulces, comidas azucaradas, huevos con tocino, salsas fuertes, comidas preparadas, grasas saturadas e hidrogenadas, y comida basura totalmente manipulada, es lo que hace falta para tener cálculos biliares... y, por supuesto, todo un surtido de enfermedades indeseadas. La dieta terapéutica se propone eliminar todos los alimentos que parecen agravar los síntomas. Si elige este camino, le sugiero que no lo haga sin la guía de un experto en nutrición o un naturópata.

La información dietética que figura en este capítulo está pensada para ayudarle a reducir el riesgo de tener cálculos biliares, o volver a tenerlos. No pretende ser una alternativa a la cirugía ni a la opinión del médico.

Su dieta

- **Fuera el café:** Ya sea colado, filtrado, instantáneo o descafeinado, el café puede agravar los síntomas al provocar la contracción de la vesícula. ¡Y las investigaciones demuestran que se da la misma reacción en los bebedores de café sanos que no tienen historial alguno de problemas de vesícula!

- **Evite los aceites y grasas manipulados:** Cámbielos por grandes cantidades de aceite biológico de frutos secos o de semillas, obtenido por presión en frío.

- **No use mayonesa ni aliños preparados:** En vez de eso, prepare sus aliños con aceite de oliva virgen extra, zumo de limón recién exprimido, esencia de ajo y miel biológica. O mezcle aceite de oliva con vinagre de sidra biológico.

- **Corte esa grasa:** Sobre todo, debería tratar de evitar las grasas manipuladas, la margarina hidrogenada y otros preparados parecidos para untar en el pan, la mantequilla, el queso, la crema de leche y la carne. Y mire las etiquetas porque hay alimentos que están hechos con grasas o aceites hidrogenados.

- **Diga que no al azúcar:** ¿Tiene que añadir azúcar a las bebidas? ¿Por qué no usa en su lugar miel biológica de buena calidad? Intente dejar los dulces, los pasteles y las galletas, el chocolate, y cualquier alimento elaborado con azúcar. El azúcar blanco o moreno puede aumentar la grasa en sangre y, según sugieren las investigaciones, es posible que aumente el riesgo de cálculos biliares.

- **Dé el pasaporte a los huevos:** Claro que son un alimento nutritivo, pero parecen irritar la ya de por sí irritable vesícula. Puede que se deba a su contenido en colesterol o al hecho de que además son, por desgracia, un alérgeno muy común. Sea como sea, los huevos están mejor fuera si tiene la más leve sospecha de problemas en la vesícula.

- **Aparque las legumbres:** Las legumbres –guisantes, alubias, lentejas casi siempre se recomiendan como alimentos saludables por su alto contenido en fibra. Pero existe la sospecha de que no son muy recomendables para los afectados de cálculos biliares. Se investigaron algunas tribus nativas americanas, indios chilenos e indios pima, porque todos ellos tenían un alto porcentaje de afectados por cálculos biliares, y se constató que sus dietas incluían una gran ingesta de legumbres. Podría haber una causa genética que no tuviese nada que ver con las alubias, pero hasta que los estudiosos confirmen una u otra cosa, es mejor dejar de comerlas, o comerlas sólo de vez en cuando.

- **Beba más líquidos:** Filtre el agua y trate de beber de seis a ocho vasos de agua al día. El líquido abundante ayuda a prevenir la formación de cálculos biliares. Aumente la cantidad de líquido que toma a lo largo del día. Puede beber zumo de manzana o de piña (hechos en casa, si es posible), infusiones de manzanilla, de diente de león, sucedáneo de café hecho con cereales y achicoria, miso o sopa vegetal.

- **Tome más fibra dietética:** Se ha comprobado que si se aumenta la fibra bajan los niveles de colesterol, y eso puede influir para que los ácidos de la bilis relacionados en la reducción del colesterol y la disolución de los cálculos.

- **¿Por qué no come más pescado?:** No he encontrado ningún informe negativo que demuestre que el pescado es perjudicial para la bilis, o que dinamite la vesícula biliar. Es una nutritiva alternativa a las proteínas más grasas como el queso, los huevos y la carne. Si el pescado azul, más graso, no le convence, ¿por qué no prueba con pescado blanco, como pescadilla, bacalao, merluza o el gallo? También hay algunos informes, por ahora sólo con animales, que demuestran que el aceite de pescado puede reducir el riesgo de cálculos biliares.

- **Sea verde:** Se cree que las dietas vegetarianas protegen contra los cálculos biliares, mientras ha quedado demostrado que la carne agrava la inflamación de la vesícula biliar. Sería sensato cambiar algunas comidas a base de carne por alternativas vegetarianas.

- **Para usted esos cinco:** Haga un auténtico esfuerzo por introducir al menos dos piezas de fruta fresca cada día, además de una ensalada y un par de raciones de verdura. No sólo son alimentos con pocas grasas, sino que están cargados de vitaminas, minerales y fibra dietética, ayudan a reducir el colesterol. Las frutas y verduras frescas también son buenos proveedores de vitamina C, un nutriente muy beneficioso para prevenir la aparición de cálculos y para combatirlos si los hay.

- **Pierda peso poco a poco:** Si decide perder peso, empiece despacio y con cuidado. Las dietas relámpago pueden aumentar su riesgo.

- **Haga todo lo que pueda para mejorar su digestión:** Una buena digestión mejora el tiempo de tránsito de los alimentos por el intestino. Si la comida se mueve despacio, aumenta el nesgo de cálculos.

9. Hemorroides y almorranas

Una hemorroide, o almorrana, es una vena varicosa en o alrededor del ano o el recto inferior, que está hinchada e inflamada. En otras palabras, es una vena normal que se ha ensanchado o dilatado anormalmente, por lo general como resultado de alguna presión en los vasos sanguíneos. La palabra hemorroide proviene del griego *haimorrhoia*, y significa «aflujo de sangre».

Casi todas nuestras venas tienen válvulas en su interior para asegurar que la sangre sólo circula en una dirección, hacia el corazón. Las venas que circundan la zona anal desembocan en venas más anchas que van hacia el hígado, y después al corazón. Por desgracia, esta parte del sistema venoso no tiene válvulas, y todo el peso de la sangre transportada puede «descargarse» en las venas más bajas del sistema, restringiendo el flujo de sangre, sometiéndolo a presión y haciendo que se dilate. Si una vena está sometida a presión y no tiene válvulas, la sangre regresa y forma pequeños globos, y produce venas varicosas o hemorroides. Cualquier cosa que ejerza una presión sobre la zona pélvica y abdominal, como el estreñimiento, puede aumentar el riesgo de hemorroides.

Aquí tenemos otra dolencia que suele citarse como enfermedad «moderna» de la cual se culpa, al menos en parte, a la dieta «occidental» con demasiados alimentos manipulados. Es verdad que las hemorroides son raras en países sonde la mayor parte de la dieta la forman cereales sin refinar, y aumentan en aquellas sociedades que comen alimentos graos, refinados y manipulados. Pero aunque las hemorroides son una enfermedad comente, también se mencionan en algunos manuscritos bastante antiguos. Por ejemplo, un texto del siglo xv habla de una buena medicina «para haemorroydes», que sería la forma antigua para citar las hemorroides.

Se cree que al menos la mitad de la población de los países desarrollados tiene hemorroides cuando llega a los cincuenta. Hombres y mujeres están afectados por igual. Sin embargo, la incidencia aumenta con la edad, cuando el tono muscular se debilita y los intestinos tienden a estar cada vez más estreñidos.

Los síntomas

Los síntomas más habituales de hemorroides son:
- Dificultad para defecar.
- Escozor, dolor y malestar general.
- Moco en las deposiciones.
- Sangre roja en el papel higiénico.
- Sensación de abultamiento o inflamación dentro o alrededor del área anal.
- Sensación de evacuación incompleta.
- Sensación de tener lleno el recto.
- El picor puede ser un síntoma, pero la irritación anal rectal también puede ser causada por reacciones alérgicas a la textura o las sustancias químicas del papel higiénico, uso excesivo de jabones o geles de baño muy agresivos, infecciones parasitarias, crecimiento descontrolado de *Candida albicans* o alergias alimentarias.

Si tiene una hemorroide exterior, puede notarlo...
- Una inflamación dolorosa, un abultamiento duro, o la sensación de «piel sobrante» alrededor del ano. Si los pellejos se inflaman, puede aparecer una sensación de presión en el trasero. Las venas dilatadas pueden ser muy incómodas, sobre todo a la hora de evacuar. La piel sobrante y las venas dilatadas también dificultan la limpieza de la zona anal, lo que facilita la aparición de picor, escozor, irritación y

ulceración. Hacer demasiada fuerza, rascarse o limpiarse demasiado, puede causar más irritación y llevar a un círculo vicioso de síntomas.

- Si no se atreve a pedirle a su pareja o a quien le cuida que examinen su zona anal, puede ver bastante si se pone en cuclillas y usa un espejo con buena iluminación. Pero la mejor forma, y la más segura, de comprobar si hay algún problema, y dejar de preocuparse, es visitar a su médico.

Si tiene una hemorroide interna, puede notarlo...

Bandas de sangre color rojo brillante en las deposiciones, en el papel higiénico o en la taza.

Cuando están saliendo las heces, el bulto de la hemorroide situado en el canal anal puede provocarle una incómoda sensación de estar embutido. Se ha comparado con la sensación de no haber vaciado completamente el intestino. Y una hemorroide muy dilatada puede llegar a parecer un trozo de tejido colgando del ano, no muy distinta de una hemorroide externa. ¿Ve lo difícil que puede resultar diferenciar entre las dos clases? Si no retrocede por sí misma, trate de empujarla suavemente con un dedo.

Las hemorroides dilatadas pueden hincharse cuando las aprietan los músculos (esfínter anal) que controlan la apertura y el cierre del ano. También pueden secretar moco, causando irritación de la piel, y picor. Una higiene adecuada ayudará a reducir el riesgo de molestias, pero lleve cuidado y trate la zona con delicadeza. En el peor de los casos, las hemorroides internas salen fuera del ano cada vez. Esos grandes abombamientos pueden ser extremadamente dolorosos si se rascan, se aplastan o se irritan con una sesión de limpieza demasiado celosa.

¿Qué las causa y qué las agrava?

Cualquier cosa que ejerza una presión sobre la aportación de sangre a las áreas abdominal y pélvica podría provocar o agravar las hemorroides, como:

- Comer más de la cuenta.
- Estreñimiento crónico.
- Poca fibra alimentaria.
- Tener sobrepeso.
- Tensiones inadecuadas.

Otros posibles precursores podrían ser:
- Abuso de laxantes.
- Antecedentes familiares.
- Bajo tono abdominal.
- Cargar pesos.
- Coito anal.
- Colon tóxico.
- Cruzar las piernas.
- Estrés crónico.
- Falta de ejercicio.
- Mala circulación.
- Malas posturas.
- Ropas ajustadas.

El estreñimiento, las hemorroides y las venas varicosas también suelen asociarse con el embarazo. La combinación de cambios hormonales, el incremento de flujo sanguíneo en la pelvis, y la obvia presión del feto en el abdomen hace que los vasos sanguíneos del área anal se dilaten. Esos mismos vasos sanguíneos, por supuesto, están sometidos a una gran presión en el momento de dar a luz. Pero las hemorroides del embarazo suelen ser un problema temporal.

Aunque hay mucha gente que tiene hemorroides, no todos lo saben, ni tienen síntomas. La hemorroides no son peligrosas. También es reconfortante saber que, menos en los casos más graves, basta un sencillo tratamiento médico y un poco de cuidado con la dieta para erradicar los síntomas. Pero, y es un gran pero, una vez que los pequeños vasos sanguíneos se han dilatado, y se ha formado el tejido cicatrizante, puede resultar difícil que desaparezcan los destrozos. Por lo tanto, el tratamiento va destinado a prevenir la recaída, más que a reparar el problema.

Plan de acción

- **Ponerse a dieta:** Si ya tiene hemorroides, hacer algunos cambios en su rutina diaria puede ayudarle a manejarse con los síntomas y recuperar el bienestar. Se considera que al menos la mitad de los afectados mejoran cuando no hacen otra cosa que adecuar la dieta.

- **Tome más forraje:** Incluya en su dieta más ingredientes como estos: verduras y frutas frescas, y cereales integrales como la avena, el centeno y el arroz integral. Las ciruelas pasas, los higos y los albaricoques en remojo son un delicioso capricho dulce con mucha fibra. No se fíe sólo del salvado. El salvado es un buen tratamiento para eliminar las molestias de las hemorroides, pero no debería considerarse la única solución. Recuerde que es mejor comer una dieta variada, con toda clase de alimentos, abundante en verduras, frutas y cereales sin refinar, que quedarse con una dieta de poca fibra, muchas grasas y mucho azúcar, y limitarse a solucionar el problema de la fibra añadiendo salvado o suplementos de fibra.

- **Limite los productos lácteos:** La leche de vaca parece una opción nutritiva, pero, por desgracia, parece que en algunos sujetos incrementa la producción de moco y «encola» la digestión, ralentizando el paso de los residuos por el sistema.

- **Tome los minerales adecuados:** Incorpore muchos alimentos ricos en calcio y magnesio.

- **Coma grasas y aceites del tipo correcto:** Olvide los productos saturados e hidrogenados. Deje los aceites que suelen usarse para cocinar, y use aceite de oliva virgen extra, pescado azul fresco, semillas y, a menos que sea alérgico, coma frutos secos. Las nueces y las almendras son especialmente nutritivas. Incluya en su dieta diana dos o tres cucharaditas de aceite de frutos secos obtenido por presión en frío.

- **Coma bayas y uvas:** Incorpore a su dieta montones de arándanos, grosellas, zarzamoras, fresitas, frambuesas y uvas negras. Son muy ricas en nutrientes –antioxidantes conocidos como flavonoides–, necesarios para tonifica los capilares; algunos flavonoides realmente especiales reciben en nombre de proantocianidinos. No se asuste por el nombre. Es una palabra griega referida a los colores oscuros de las plantas, sobre todo los azules, rojos y púrpura de las bayas.

- **Plantéese tomar suplementos cada día:** Un suplemento de vitaminas y minerales con el equilibrio correcto de nutrientes estimularía la curación, y ayudaría a relajar los músculos rectales y anales. Compruebe que los suyos contengan la vitamina A, todas las del grupo B, la C y la E, y los minerales zinc y magnesio. No hace falta que tome montones de pastillas distintas. Invierta en un complejo múltiple, en pastillas o en cápsulas, (además de vitamina C extra, como explico a continuación) y compre el mejor que pueda permitirse.

- **La vitamina C es esencial para el cuidado de los tejidos conjuntivos.** Lo que no suele saberse es que los suplementos de vitamina C tienen un efecto laxante natural; una ventaja añadida si debe afrontar el dolor de las hemorroides, o se está recuperando de una operación. Así que coma muchas frutas y verduras frescas, y tome una cápsula o una pastilla de vitamina C cada día.

- **El sulfato de glucosamina y el sulfato de condroitina son componentes naturales de la estructura del cartílago y los vasos sanguíneos.** Los nombres pueden resultarle familiares, si toma medicinas naturales para la artritis. Es evidente que sugiera que estas dos sustancias, sobre todo si se combinan con flavonoides como los del arándano y la grosella, la rutina y la hespendina,' pueden colaborar en la prevención de las hemorroides al fortalecer los vasos sanguíneos y mejorar el flujo sanguíneo.

- **Limite su ingesta de alcohol:** No hay nada malo en tomar una copa; puede distraerle y ayudarle a relajarse. Sin embargo, más de una unidad diaria puede llevar a la deshidratación, que es precursora del estreñimiento y, ahora ya lo sabe, aumenta el riesgo de hemorroides.

- **Emplee la sal con sensatez:** Demasiado sodio aumenta el riesgo de retención de líquidos, que a su vez puede provocar embotamiento y agravar la presión sobre las venas.

- **No vaya estreñido:** La mejor forma de prevenir las hemorroides es prevenir el estreñimiento y, en consecuencia, evitar los esfuerzos. Las heces blandas salen mejor que las duras, y ejercen menos presión.

- **Mejore las condiciones de sus comidas:** Dé una oportunidad a su digestión. Relaje el entorno de sus comidas. Si tiene la costumbre de tomar comidas muy abundantes, coma raciones más pequeñas, y hágalo más a menudo. Mastique los alimentos a conciencia. Es posible que coma demasiado aprisa y en posturas poco adecuadas: ninguna de las dos cosas es buena para su digestión.

- **Dé paseos cortos:** Trate de no estar demasiado tiempo sentado y de pie en el trabajo o en su tiempo de descanso. Haga altos frecuentes, y dé paseos cortos regularmente.

- **Dé un puntapié al hábito de los laxantes:** Hacer uso de laxantes por mucho tiempo puede iniciar un ciclo vicioso de defecaciones seguidas de estreñimiento, seguido de la necesidad de tomar más laxantes. El resultado final es que la capacidad muscular del intestino para mover los desechos por toda su longitud se debilita, provocando más estreñimiento y más presión sobre las venas.

- **No levante objetos pesados:** Si no puede evitarlo, pruebe esto. Doble las rodillas sin curvar la espalda. Respire mientras se pone derecho, aspire tan naturalmente como pueda mientras sostiene el peso, y expulse el aire de nuevo mientras lo deja. Sobre todo, NO aspire el aire mientras deja el objeto.

- **Haga más ejercicio:** Caminar, estirarse y respirar profundamente son actividades que mejoran la circulación y el tono muscular, y rebajarla tensión.

- **Tonifique esos abdominales:** Un ombligo que cuelga hacia las rodillas o sobresale por encima del cinturón es señal de mal tono abdominal, causado por músculos debilitados, y puede predisponerle a las hemorroides. Ejercicios regulares para mantenerse en forma, el tai chi, los ejercicios conocidos como pilates y las sesiones de yoga son algunas de las mejores formas de tonificar y fortalecer los músculos abdominales. También puede invertir en un vídeo de ejercicios de gimnasia que incluya ejercicios especiales para los abdominales.

No se rasque

Las hemorroides no pican siempre, pero si le pasa:

- Resista la tentación de frotarse o rascarse. Puede provocar un círculo vicioso de rascarse y tener inflamación. Para estos picores y molestias leves existen cremas especiales para las que no hace falta receta. Las cremas anestesiantes y los supositorios reducen la inflamación. Los ungüentos que contienen hidrocortisona pueden colaborar en la reducción de la inflamación y aceleran la curación, pero pueden hacer la piel más fina. Pregunte a su médico o a su farmacéutico. Si quiere probar las opciones naturales, puede leer al respecto el apartado de más abajo.
- Límpiese con cuidado. El papel higiénico puede irritar.

Puede usar esas «toallitas húmedas» que llevan manzanilla, pepino o caléndula, o discos desmaquillantes con un poco de aceite de oliva.

- ¿El picor persiste? Hay muchas causas distintas para el picor en el culito (cuyo término médico es *pruritus ani*), así que tendrá que buscar si hay otro origen, como una infección por hongos (corriente en la zona anal), lombrices, alimentos irritantes, ropa ajustada o que roce, o residuos de detergente o suavizante.

Aclárelo a menudo

Mantenga limpia la zona anal. Todo exceso de moco o de heces que permanezca después de una defecación puede irritar o inflamar, por lo que lavarse después de ir al baño puede ser importante para su bienestar. Si enjabona el ano con vigor puede hacer que el picor empeore porque desequilibra el pH natural de la piel. Un simple aclarado del ano con agua tibia, varias veces al día, debería bastar y le ayudará a reducir la inflamación y la irritación. No use manoplas, jabón corriente, espuma de baño, geles de ducha y perfumes; todos ellos irritan.

Hágase con algún producto a base de plantas

Los tratamientos con plantas para las hemorroides y el picor anal pueden ser:

- **Aloe (Aloe vera):** es bien conocido como cicatrizante. Tomada de forma interna, esta planta ejerce un efecto limpiador sobre el sistema digestivo y es ligeramente laxante. Por ser un tratamiento tropical, el aloe es refrescante y curativo. Mi favorita es la crema de aloe vera con un 99% de concentración (en tiendas de productos naturales), a la cual he visto obrar milagros con eritemas solares, quemaduras, úlceras de pierna, úlceras por decúbito que se negaban a curarse por otros medios.

- **Crema de caléndula:** calma y reduce la irritación. Se encuentra fácilmente, y muchas tiendas la tienen con su propia marca.
- **Crema de hammamelis (o líquido):** actúa como astringente para reducir la hinchazón.
- **Sello de oro (*Hydrastis canadensis*):** es astringente y reparadora para la pared del intestino. Calma las membranas de mucos, colabora en la digestión y actúa como laxante suave.
- **Gordolobo (*Vervascum thapsus*):** calma la inflamación y hace desaparecer el moco.
- **Castaño de Indias (*Aesculus hippocastanum*):** es un remedio conocido para las venas varicosas y las hemorroides. El principio activo, la escina, fortalece los vasos sanguíneos y reduce las fugas.

Consejos para reducir el riesgo de hemorroides:

- No vaya estreñido.
- No ignore las visitas al retrete y no haga fuerza cuando esté allí.
- Coma más fibra dietética.
- Aumente la ingesta de frutas y verduras frescas, sobre todo las que tienen piel de color rojo y púrpura.
- Beba más agua.
- Use supositorios y cremas para curar la irritación y calma el malestar.
- Aprenda a relajarse y dejarse ir.
- Visite a su médico si le duele o si sangra.
- Haga ejercicio cada día.
- Recuerde que la prevención es mucho menos dolorosa que la cura.

10. Hernia de hiato

Aquí estamos con otro problema de salud que empeora con los alimentos refinados, grasos y carentes de fibra. La hernia de hiato es una porción del estómago que se introduce en la cavidad del tórax a través del diafragma. Lo que quizá no sabe es que esta enfermedad tan corriente es una de las principales causas de ardor, e incluso puede dar la impresión de que se tiene un infarto. Si no se trata, puede provocar daños muy serios y aumentar el riesgo de cáncer de esófago. Por el lado bueno, se dan casos en que una persona tiene hernia de hiato pero nunca le han molestado los síntomas y lo descubren porque se hace evidente mientras se hace alguna exploración por cualquier otro motivo.

Clases de hernias de hiato

Hay tres clases principales.

- **Hernia por deslizamiento o deslizante:** Es la más habitual. Una debilidad de los músculos del diafragma permite que una parte de la pared del estómago y la parte inferior del tubo esofágico invadan la cavidad torácica. La presión hacia arriba empuja el ácido —y a veces también la comida— que sobrepasa el esfínter esofágico y en consecuencia aparece la sensación de ardor y el reflujo ácido.
- **Hernia paraesofágica o por rodamiento:** Las hernias llamadas «por rodamiento» (en vez de deslizante) son un porcentaje muy pequeño. O si quiere impresionar a alguien, aprenda a decir paraesofágica. En vez de deslizarse en el

esófago, esta clase de hernia «rueda» hacia la cavidad torácica y se instala junto al esófago. Como la zona de alrededor del esfínter no se ve afectada, con este tipo de hernia es más difícil que aparezca reflujo. Peor puede ser que se trasladen a la cavidad torácica grandes porciones del estómago. Si las bolsas de estómago formadas se llenan de gas, el dolor y la presión pueden ser realmente horribles. Es fácil de entender porqué los eructos y los vómitos son síntomas de este tipo de hernia. Cuando la hernia aumenta, el espacio normalmente disponible para los pulmones y el corazón queda restringido. A los pacientes afectados puede faltarles la respiración y el corazón les late de forma irregular. El tratamiento más probable para la hernia por rodamiento es la cirugía para coser le brecha del diafragma.

- **Hernia en recién nacidos:** Es mucho menos corriente, y se da cuando, en el momento de nacer, los órganos abdominales se mueven directamente hacia la caja torácica. Por lo general se diagnostica por rayos X, y es un problema que puede poner en peligro la vida y requiere cirugía urgente.

Hernia de hiato y ardor

La relación entre hernia de hiato y ardor siempre lleva a la duda sobre «qué fue primero». La opinión de los médicos se mueve entre si es la hernia la que causa el ardor, o es el mal funcionamiento del esfínter que cierra el esófago lo que causa la hernia de hiato, y se ha visto revisada montones de veces en las últimas décadas. A medida que las técnicas exploratorias han mejorado, y las endoscopias y gastroscopias han podido hacer más asequibles cada vez más de nuestros importantes recovecos, la opinión una vez generalizada de que casi todos los problemas – de acidez venían provocados por una hernia dejó paso a la conjetura de que, en determinadas circunstancias, los jugos gástricos podrían subir al esófago sin que exista una hernia.

Recientemente se ha vuelto al antiguo credo; es decir, se cree que, después de todo, la mayor parte de casos de acidez tienen detrás una hernia de hiato. Adelante y atrás, dando vueltas y más vueltas, vamos tirando. ¡Por algo los llaman círculos médicos! Ahora parece probable que, aunque un factor importante sea la relajación de ese importante esfínter, la causante de las incomodidades que conocemos como ERGE, o ardor, o dispepsia, o reflujo ácido, en realidad podría ser una pequeña hernia. En ese caso, «pequeña» no significa necesariamente menos seria, puesto que las hernias pequeñas pueden expeler igualmente litros de ácido y resultan más difíciles de detectar. No sólo pueden pasar desapercibidas, sino que pueden ser objeto de un diagnóstico equivocado. Aceptando que puede haber también otras causas para la hernia de hiato y el reflujo, como la dieta, las malas posturas, la obesidad y el estreñimiento, el jurado aún está deliberando...

¿Qué causa la hernia de hiato?

Las causas o los agentes precursores de una hernia de hiato pueden ser:

- Desviación de la espina dorsal: como humanos, caminamos sobre dos piernas y no sobre cuatro, y eso puede tensar el diafragma y aumentar la presión.
- Dieta descuidada; especias, cafeína.
- Dietas poco nutritivas.
- Embarazo.
- Envejecimiento.
- Escasez de fibra dietética.
- Estreñimiento.
- Exceso de alcohol.
- Fumar.
- Impacto en o compresión del pecho (por ejemplo, a consecuencia de un accidente). Esto también puede causar daños internos y disparar los síntomas de reflujo ácido o hernia.
- Malas digestiones.

- Ocupaciones sedentarias.
- Prendas ajustadas.
- Respiración superficial.
- Sobrepeso.
- Tono muscular bajo.

Es una larga lista, y no puede aplicarse a todos los afectados ni mucho menos. En muchos casos, es probable que, al igual que para las hemorroides, los causantes de la hernia de hiato sean los tres mosqueteros: comidas grasas, comidas refinadas y comidas basura; todas ellas con poca fibra. Eso aumenta las probabilidades de estreñimiento y de tensión, somete a mucha presión a los músculos abdominales y, literalmente, fuerza al estómago a subir hacia el diafragma. Esas dietas con ausencia de nutrientes, con ingredientes muy manipulados, cargadas de grasa, azúcar y productos lácteos, también estimula el exceso de producción de jugos gástricos, un panorama que empeora con la obesidad y la moda de llevar prendas ajustadas.

Plan de acción

La mayoría de casos de hernia de hiato no precisa cirugía. Pero puede ser importante someterse a alguna prueba, para descartar la posibilidad de otras enfermedades más graves. Si ha padecido alguno de los síntomas aquí descritos y no ha consultado a su médico, hágalo, por favor. Además de examinarle, podrá recetarle alguna medicación para contrarrestar el ácido.

La intención principal de los cambios dietéticos y de estilo de vida aquí recomendados tiene doble cara: reducir los síntomas de reflujo ácido y, al mismo tiempo, animar a su estómago inquieto a quedarse donde la naturaleza lo puso, bajo el diafragma.

- Mejore su digestión: Haga lo necesario para mejorar el modo en que su organismo asimila los alimentos. Lo que come es importante, pero es esencial cómo lo come y cómo lo digiere. Además de mejorar su nutrición en general, poner atención a la mecánica de las comidas puede reducir el tiempo de tránsito de los alimentos. Por la misma razón, acostúmbrese a dejar de comer antes de llenarse totalmente. Si el estómago tarda en vaciarse, es más probable que el esfínter esofágico se relaje permitiendo a los ácidos gástricos ir contra la fuerza de gravedad.

- Solucione el estreñimiento: Un colon lleno de porquería añade presión al abdomen y al estómago, aumentando las posibilidades de que haya reflujo.

- Coma más fibra: Seguramente está hasta la coronilla de ver cómo me repito con esto, pero en realidad es uno de los tratamientos estándar para mejorar la hernia de hiato.

- Afloje esa ropa: Suéltese el cinturón y quítese la faja. Si hace falta, compre la ropa una talla más grande. Beba más agua entre comidas. Sí, es un consejo repetido, pero no pido perdón por ello. Pero es importante señalar que demasiado líquido con las comidas pueden empeorar los síntomas de hernia de hiato, al cargar demasiado el estómago y llenar de líquido su contenido, lo cual genera más probabilidades de regurgitar.

- Controle los alimentos que inducen la formación de ácidos: Deje de tomar, o reduzca drásticamente, los alimentos que se sabe que aumentan la acidez, como el café, el té, la carne, los productos elaborados pon harina blanca y azúcar, las comidas envasadas y el alcohol.

- Trate de resolver sus problemas de reflujo ácido.

- Haga algo de ejercicio: No puede soslayarse el hecho de que la actividad física regular mejorará los síntomas de esta incómoda dolencia. Pero, por las razones que ya he explicado, debe elegir con cuidado el tipo de ejercicio. El tai chi o los ejercicios de mantenimiento son buenos para empezar. Si elige el yoga, hay algunas posturas que podrían no ser convenientes. Si salir le representa un problema, ¿por qué no invertir en un equipo para hacer ejercicio en casa? No tiene que ser muy caro ni ocupar mucho espacio. Uso de cinco a diez minutos cada uno a diario, así sé que por lo menos haré un cuarto de hora de ejercicio, seguramente más, aparte de algún paseo o un poco de yoga que pueda hacer. Si monta en bicicleta ya sea móvil o estática, recuerde que debe mantenerse erguido, no doblarse sobre el manillar.

El cardo

El cardo *(Silybum marianum)* es bien conocido porque ejerce una acción rejuvenecedora sobre el hígado. Tiene propiedades antioxidantes y estimula la producción de nuevas células hepáticas. Se presenta en forma de cápsulas, infusión, polvos, tintura y gotas.

- Controle su postura: Es muy importante. Si no sabe muy bien cómo es la suya (buena, mala, o mejorable), pídale a alguien que se lo diga. Estar agazapados es propio de tigres, no de humanos con hernia de hiato. Trate de no ir con los hombros caídos, no inclinarse hacia delante, ni adoptar ninguna postura donde el estómago y el diafragma estén oprimidos. Mientras se esté curando la hernia, olvídese de tirarle un palo al perro, jugar a ningún juego con raqueta, levantar bultos pesados, empujar máquinas pesadas o agacharse para limpiar el cajón del fondo, desherbar el camino o fregar el suelo. Si necesita estar a nivel del suelo, siéntese para hacer lo que sea, y no esté así mucho rato. Si le encantan los ejercicios de mantenimiento, recuerde que le está vedado tocarse los dedos de los pies.
- Fortalezca esos abdominales: Los ejercicios pensados para los músculos abdominales son esenciales para curar esta enfermedad. Fortalecen y mejoran el tono del diafragma, y

con ello disminuyen las posibilidades del reflujo ácido. Por otro lado, una panza blanda significa un bajo tono muscular y muchas posibilidades de tener en el mismo estado la capacidad evacuatoria y la función diafragmática. Evite sentarse y levantarse repetidamente, porque puede dañarle la espalda y agravar el reflujo ácido. Puede hacerse con un buen manual de ejercicios de mantenimiento; entretanto, empiece a practicar el siguiente ejercicio de respiración.

- Respire: La respiración superficial no es de ninguna ayuda para la hernia de hiato. Además, la respiración profunda, lenta y constante estimula a la parte «pellizcada» de las tripas a relajarse y volver al sitio de donde vienen. No tenga la tentación de respirar sólo con el tórax. Puede serle de ayuda si, cuando aspire, echa deliberadamente hacia fuera la parte inferior del abdomen, no el pecho.

- Suba la cabeza de su cama: Levántela de 10 a 15 centímetros. Asegúrese de que lo que usa es sólido y estable y no hay peligro de que resbale. O compre una cuña a medida para colocarla bajo el colchón.

- Aligere un poco la carga: Si tiene sobrepeso, aligerarlo podría mejorar considerablemente los síntomas. He visto desaparecer los síntomas de hernia de hiato y reflujo ácido de muchos pacientes, en cuanto han perdido peso. Los consejos sobre cómo combinar los alimentos pueden ser de especial ayuda para cualquiera que los lea y que haya tenido dificultades para perder esos quilos.

- Pruebe un antiácido natural: Para tratar la acidez ocasionalmente, hay algunos remedios naturales, sin fármacos.

- Deje de fumar: Ya lo he dicho bastante, y ahora le toca a usted. Si es necesario, pida ayuda especializada.

- Cuide su hígado y vesícula biliar.

Consejos para reducir la hernia de hiato

- Respire más profundamente.
- Compruebe su postura.
- No tome café ni alcohol.
- Cúrese el estreñimiento.
- Beba más agua entre comidas.
- Haga ejercicio.
- Mejore su digestión.
- Aumente su ingesta de fibra.
- Aflójese esa ropa.
- Pierda algo de peso.

11. Parásitos intestinales

Pues sí, aquí tenemos un tema del que mucha gente preferiría no hablar, en el que mucha gente prefiere no pensar y que ni por un momento desearían considerar la posibilidad de estar afectados. No le resultará más fácil pensar en ello si le recuerdo que uno de los nombres más comunes para los parásitos es «lombrices». Espero que considere que la lectura de este capítulo «sería exagerar» y prefiera saltárselo, o bien que lo considere interesante pero sin ninguna posibilidad de aplicárselo. Así que vamos al grano, ¡no nos andemos con rodeos y llamemos a las cosas por su nombre!

Todos tenemos parásitos

Un parásito es un organismo que vive a costa de su huésped –o sea, ustedes y yo– alimentándose tanto de nuestras células como de lo que comemos.

Al igual que los hongos y las bacterias, los parásitos pueden vivir normalmente en el intestino, siempre que la digestión y la eliminación funcionen como es debido y haya bastantes enzimas digestivos y suficiente flora intestinal para tenerlos bajo control. Pero si el recubrimiento intestinal está en mal estado, la producción de ácidos, enzimas o sales de bilis no es la debida, o no hay suficiente flora intestinal beneficiosa, entonces se instalan los parásitos.

Si tiene síntomas intestinales muy molestos, acompañados de cansancio persistente, y picor de nariz o irritación del ano; o si le afecta el síndrome de fatiga crónica (SFC) o una candidiasis, piense que puede tener parásitos y actúe en consecuencia. Hágalo si un síndrome de colon irritable marcado por la diarrea no ha respondido a ninguna otra forma de tratamiento.

Es fácil pasar por alto los parásitos, o hacer un diagnóstico erróneo al respecto. Por ejemplo la giardasis crónica provocada por el parásito *Giardia lamblia* puede presentar síntomas iguales a los del SFC, el síndrome del intestino permeable o la candidiasis. La presencia de lombrices se ha confundido a veces con una úlcera péptica. Y como a algunos parásitos les gusta vivir del azúcar que comemos, pueden causar síntomas parecidos a los de la diabetes o la hipoglucemia.

No se asuste ni se avergüence. La infección parasitaria está muy difundida, y es un efecto secundario de nuestra naturaleza de seres humanos. Los parásitos pueden vivir en nuestro intestino sin ningún síntoma, y puede ser que no nos molesten nunca. Pero si se nos van de las manos, pueden ser los causantes directos o los precursores de muchas dolencias que usted puede no haber asociado nunca con los parásitos.

Indicios y síntomas

Los posibles síntomas son:

Abdomen hinchado	Antojo de comer azúcar
Calambres	Deposiciones con muy mal olor
Depresión	Dolor abdominal
Dolor lumbar	Estreñimiento
Febrícula	Hambre desmesurada
Mandíbulas apretadas	Pérdida de apetito
Pérdida de sueño	Picor en el ano

Piel irritada	Sensibilidades alimentarias.
Síntomas de cándidas que no han desaparecido	Uñas con líneas longitudinales muy visibles
Alergias	Apatía
Cansancio	Deposiciones muy claras con episodios de estreñimiento
Diarrea	Dolor en las articulaciones
Dolores de cabeza	Falta de interés
Flato y gases	Infecciones frecuentes
Molestias digestivas	Pérdida de peso
Picor de nariz	Picores en la piel
Rechinar de dientes, sobre todo por la noche	Síndrome del colon irritable
Sueño discontinuo	Uñas quebradizas

¿De dónde salen los parásitos?

Las principales razones para la gran difusión de parásitos en tiempos recientes responde a los viajes internacionales, las migraciones, la mayor facilidad para importar productos exóticos, y el uso y abuso de antibióticos. Los parásitos entran en el cuerpo por distintos caminos y, si les gusta lo que encuentran cuando están ahí (si los niveles de nuestra flora bacteriana beneficiosa son bajos o tenemos en mal estado el sistema inmunológico), sientan plaza y se preparan para multiplicarse.

Si los nuevos asentamientos no se detectan, se diseminan y pueden convertirse en una carga muy pesada y peligrosa para el organismo. Se cree que las principales fuentes se encuentran en el pescado crudo, la carne mal cocida, y productos que no se han lavado debidamente. Lavarse poco la manos o estar en contacto con otras personas que ha están infectadas, son dos elementos que juegan un importante papel en el ciclo infeccioso.

He aquí cinco de las más importantes vías por las que se adquieren parásitos, o mejor dicho, por las que ellos le adquieren a usted:

- Por los alimentos o por el agua.
- Mediante transmisión de un insecto portador como el mosquito, la mosca o la pulga.
- Por contacto sexual.
- Por la nariz, la boca o la piel.
- Como resultado de viajar a países donde los parásitos sean endémicos.

Una vez en el cuerpo, los parásitos pueden alimentarse de la comida que ingerimos, si se instalan en el tracto digestivo, o bien se adhieren a los tejidos y se alimentan absorbiendo directamente los nutrientes de las células. Estos huéspedes indeseados son bastante exigentes. Seleccionan los mejores alimentos y crecen pletóricos de salud, gordos y lujuriosos, mientras nosotros sobrevivimos con las sobras. Y remolonean. Si no se tratan, los parásitos pueden permanecer con su huésped humano durante años. Es perfectamente posible que alguien comiera carne contaminada hace diez años y todavía esté manteniendo a una población de lombrices.

Plan de acción

La tesis de la medicina natural interna para los casos de parásitos se resume en la creación de un «territorio» favorable al huésped (usted) y hostil para el parásito. Sin embargo, puede resultar esencial una dosis de alguna medicina rápida y efectiva contra las lombrices, para eliminar los síntomas desagradables y potencialmente peligrosos, a fin de «empezar con un lienzo en blanco». Hay que decir que los cambios dietéticos necesitan su tiempo para surtir efecto y, en el caso de, digamos, una presencia seria de lombrices o de solitaria, cuando antes mueran los pequeños diablos mucho mejor. En el caso concreto del oxiuro, que vuelve a aparecer con tanta facilidad, puede ser bueno recurrir a las medicinas contra las lombrices, para mantenerlas bajo control. Pero me han hablado de casos con problemas, por usar medicamentos que pueden comprarse sin receta: no siempre van bien para todo tipo de parásitos, y puede haber efectos secundarios, como dolor de cabeza o náuseas, además de la posibilidad de desarrollar una resistencia al fármaco.

Hay muchas evidencias que sugieren que algunas clases de medicinas a base de plantas junto a una dieta mejorada y cambios en algunos hábitos de estilo de vida, pueden ser mucho más efectivos para erradicar y prevenir los parásitos.

Si cree que tiene parásitos

Trate a toda la familia con un medicamento antihelmíntico. Se venden con receta en las farmacias. Si no sabe muy bien la dosis recomendable, pregunte al farmacéutico. No tenga vergüenza. Le hacen muchas preguntas por el estilo. Repita la dosis según lo recomendado en el envase; suele ser alrededor de diez a quince días después de la primera tanda.

Si decide usar medicamentos homeopáticos o elaborados a base de plantas, hágalo también con toda la familia. Yo sugeriría usar un medicamento farmacéutico como tratamiento inicial, y después usar este otro tipo de remedios de forma habitual.

La mejor dieta

- Mejore la calidad de su dieta: No coma azúcar, alimentos grasos ni comida basura hecha con harina blanca. Incluya más frutas y verduras, y cereales integrales. No coma pescado crudo (sushi) ni carne poco hecha.

- Coma pepitas de calabaza: Añada pepitas de calabaza a las ensaladas, o cómalas como tentempié.
- Use hierbas y especias: Empléelas con generosidad cuando cocine. Por ejemplo el romero, la salvia, el tomillo, la cúrcuma, el ajo o el jengibre.
- Beba zumos vegetales: Licue verduras y hortalizas frescas para preparar bebidas deliciosas y con mucho sabor. Pruebe la zanahoria, el tomate, el apio y la cebolla.
- El jugo de cebolla es un remedio tradicional para expulsar las lombrices.
- Incorpore aceites a su dieta: Asegúrese de que su dieta diaria contiene dos o tres cucharaditas de aceite de la mejor calidad, obtenido por presión en frío. El aceite de semilla de lino, de semilla de cáñamo y de pepita de calabaza son elecciones recomendables. Además de suministrarle nutrientes tan valiosos como los ácidos grasos esenciales omega 3 y el omega 6, estos aceites colaboran en la reducción del riesgo de estreñimiento, y se cree que nutren y ayudan al buen funcionamiento del tracto digestivo, además de impedir la presencia de parásitos. Si puede compre aceites biológicos, y consérvelos siempre en la nevera, porque son muy susceptibles a la luz y el calor. Para cocinar use aceite de oliva virgen extra, pero no caliente los otros aceites, porque el calor puede dañar su estructura. Úselos para platos fríos, como ensaladas, zumos vegetales, batidos, y salsas; añádalos a las sopas antes de servir, o sobre las verduras cocidas, o tómelo directamente de la cucharilla.
- Coma ajo crudo: Si puede tolerarlo y le gusta, añada ajo crudo machacado a las ensaladas, patatas asadas con piel, sopas y verduras en el momento de servirlas. Cuando el ajo se cuece, pierde sus propiedades antihelmínticas.

- Tome zumo de limón: El zumo de limón recién exprimido, con un poco de agua tibia, cada mañana, es algo muy recomendable en todos los casos de infestación parasitaria; también funciona una infusión de piel de limón tomada a sorbos a lo largo del día. Para preparar la infusión, coja un limón biológico al que no hayan aplicado cera, pele la piel amarilla con un pelador de verduras y sumérjalo en una taza de agua hirviendo hasta que se enfríe. Los adultos pueden masticar y tragar pepitas de limón y de pomelo. Pero recuerde que las pepitas no se consideran seguras para los niños, porque pueden atragantarse.

Alimentos que disuaden a los parásitos

- Col.
- Zanahorias
- Zumo de arándano.
- Hinojo
- Higos, frescos o secos
- Piña fresca
- Limones y pomelos
- Semillas de lino
- Cebollas
- Papaya
- Granada
- Pepitas de calabaza
- Salvia
- Tomillo

Consejos para reducir el riesgo de parásitos:

- Tome regularmente algún remedio vermífugo.
- Pruebe tos remedios homeopáticos a base de plantas.
- Mantenga las manos alejadas de los traseros y las narices.
- Lávese las manos a conciencia y a menudo.
- Cambie las sábanas, las toallas y los albornoces a menudo, sobre todo si hay un brote.
- No se pasee con tos pies descalzos.
- Invierta periódicamente en una tanda de probióticos.
- Coma muchas frutas y verduras frescas, pero lávelas bien antes.
- No coma pescado crudo ni carne cruda. Si se la sirven poco hecha tampoco la coma.
- Cuando se las tenga con las lombrices, recuerde que el mejor tratamiento es la prevención, crear en el intestina las condiciones necesarias para desalentar el asentamiento de los parásitos.

12. Síndrome del colon irritable

No crea que el síndrome del colon irritable no es una auténtica enfermedad, o que no es seria. Nada más lejos de la verdad. Lo más desafortunado respecto del SCI es que es terriblemente incomprendido. También se diagnostica mal muy a menudo. Usted podría padecerlo, y podrían pasarlo por alto. O puede que no lo tenga, pero le hayan dicho que sí lo tiene. SCI se ha convertido en el acrónimo multiusos para cualquier cuadro de síntomas intestinales sin una causa obvia, y para el cual se hayan descartado todas las demás enfermedades intestinales. Muchas veces los verdaderos afectados no logran que les hagan el caso que merecen o les apliquen el tratamiento que necesitan, mientras se etiqueta a mucha otra gente con una enfermedad que nunca han tenido. Sin embargo, no se apresure a culpar al médico. Aún no existe una prueba médica que pueda confirmar que alguien está afectado de SCI, y todo lo que puede hacer es una lista con sus síntomas, y una serie de pruebas con las que se excluyen otras causas posibles.

Hasta hace bien poco, se creía que el síndrome del colon irritable sólo era un asunto psicosomático. No era extraño escuchar relatos de pacientes que habían sido derivados para recibir atención psiquiátrica o psicológica, y esta enfermedad dista mucho de estar «sólo en la cabeza».

¿Qué es el síndrome del colon irritable?

El síndrome del colon irritable se define como «una enfermedad del tracto gastrointestinal no mortal, que presenta espasmos musculares e inflamación del intestino grueso, dolor abdominal (recurrente y a veces muy fuerte), con alternancia de diarreas y estreñimiento, para la cual no puede hallarse ninguna causa orgánica». El SCI también se clasifica como una sobrerreacción o una excesiva estimulación nerviosa a estímulos emocionales. Puede ser que cuando se come aparezca dolor, y sólo se alivie después de evacuar. Las heces pueden presentar moco, pueden ser claras o líquidas, en forma de cinta o de bolitas.

En pocas palabras, si padece SCI, su sistema digestivo podría muy bien describirse como hiperactivo, hipersensible y disfuncional. El SCI no le matará, pero, en palabras de algunos afectados con quienes he hablado, los síntomas pueden hacerle sentir tan mal que casi preferiría morir.

Las exploraciones internas, incluido el enema de bario y la colonoscopia, por lo general no revelan ningún mal funcionamiento. En la mayoría de ocasiones, los intestinos se encuentran en perfecto estado, con la salvedad de que están en movimiento constante (sin doble sentido), caracterizado por un exceso de rugidos y borboteos –definidos como borborigmos– y porque al examinarlos presentan una textura algo blanda.

Para la persona que lo padece, resulta confuso que el SCI tenga varios nombres, como colon espasmódico, intestino irritable, colitis mucosa, cólico muco–membranoso, enfermedad intestinal no inflamatoria, diarrea nerviosa, estreñimiento espástico y colon espástico. Creo que la mejor definición sería la de «colon espásmico».

¿Qué causa el SCI?

Es difícil hablar en estos términos porque, desafortunadamente, nadie puede estar seguro de qué es lo que lo causa. Pero hay numerosos estímulos identificables, y montones de situaciones vitales, emocionales, físicas y ambientales, que pueden agravar la enfermedad. Por ejemplo:

- Baja forma física o emocional.
- Conflictos relacionales.
- Deficiencias nutricionales.

- Dieta de baja calidad.
- Efectos secundarios de fármacos.
- Enfermedades del sistema nervioso.
- Enzimas digestivos inadecuados.
- Estrés.
- Infección intestinal.
- Mala digestión.
- Niveles bajos de ácidos gástricos.
- Operaciones quirúrgicas.
- Parásitos intestinales.
- Presión en el trabajo.
- Problemas ginecológicos.
- Sensibilidad o intolerancia a algún alimento.
- Suplementos de hierro: algunos tipos, como el sulfato ferroso.
- Tratamiento de quimioterapia o radioterapia.

Una característica destacable es la fluctuación en el tiempo de tránsito de la comida. Cuando viaja demasiado rápido por el sistema digestivo, es bastante obvio que no va a quedar bien digerida, Entonces, las partículas mal digeridas irritan el intestino, haciendo que se vacíe de repente. Episodios de diarrea feroz pueden verse seguidos de un periodo de suspensión intestinal donde, como respuesta a la excesiva actividad previa, literalmente todo se solidifica, hasta el próximo episodio de manía evacuatoria.

El síndrome del colon irritable puede coexistir con el síndrome premenstrual, mortificando a la afectada durante la semana anterior al periodo. Y también lo relacionan con una enfermedad llamada fibromialgia—inflamación y dolor en músculos y tendones, y fatiga crónica que se describe «como tener un dolor de cabeza que se extiende a todo el cuerpo»; los síntomas pueden empeorar si hay un brote de SCI, y viceversa.

Los expertos aún no han determinado los motivos de estas relaciones, pero se sospecha que una razón podría ser la deficiencia de serotonina (ver la explicación más adelante), que en las personas con fibromialgia ya es inferior a la normal, y se sabe que aún se reduce más cuando hace mal tiempo. Los brotes de SCI suelen coincidir con los cambios de presión barométrica, igual que en la fibromialgia. Me pregunto si no tendrá alguna importancia que el 90% de esta «inteligente» sustancia química se fabrique en el intestino.

A veces el SCI se diagnostica equivocadamente como diverticulitis, y al revés. Las dos enfermedades son bastante distintas, pero el SCI puede suponer la formación de divertículos si la dieta contiene poca fibra.

Los síntomas

Los síntomas, intermitentes o dominantes del SCI pueden ser:

Ansiedad	Arritmia cardiaca
Borborigmos	Cansancio
Dientes apretados	Dolor de espalda
Estreñimiento	Fluctuaciones de peso
Incontinencia o pérdidas	Náuseas
Periodos de dolor	Reflejos exagerados
Sensación de evacuación incompleta	Apatía
Ataques de pánico	Calambres
Diarrea	Dolor abdominal
Dolores de cabeza	Flato
Gases	Moco en las heces

Pérdida de sangre	Proctalgia fugaz: dolor rectal intenso
Respiración acelerada	Ulceración o irritación anal
Vómitos	

Plan de acción

Afortunadamente, hay algunas formas de actuar con suavidad para sobrellevar un colon irritable. Los dos principios básicos son:

- Aislar los alimentos que pueden perjudicarle más y encontrar sustitutos adecuados o incorporar nuevas maneras de comer, para hacer que los alimentos problemáticos lo sean menos.
- Hacer lo necesario para manejar las tensiones con sensatez. La ansiedad y las preocupaciones tienen un efecto directo y negativo en los intestinos, porque desestabilizan el sistema nervioso y las glándulas suprarrenales. A veces el estrés por sí solo puede desatar un ataque. Otras, son el estrés y la comida juntos. Un alimento que no suele ser problemático cuando hay normalidad podría convertirse en detonante si lo come en un día de especial tensión.

Su dieta

- Aumente la ingesta de fibra: Las reglas al respecto cambian un poco cuando se trata del SCI. No puede limitarse a lanzar un bloque de salvado sobre la mesa y esperar que el síndrome desaparezca sin hacer aspavientos. Para empezar, cualquiera que tenga un intestino quisquilloso, por la razón que sea, debería tratar con mucho cuidado el salvado de trigo y otros alimentos que contengan trigo –como, pan, tartas, galletas, repostería y pasta–. Las investigaciones llevadas a cabo, confirmadas por la información recogida de numerosos pacientes, parecen sugerir que el salvado de trigo irrita más que apacigua. Creo que el mejor consejo que puedo darle en este momento es que se concentre en los alimentos que tienen una gran proporción de fibra soluble e incluya sólo pequeñas cantidades de fibra insoluble, para probar su sensibilidad.

- Evite los edulcorantes artificiales: Pueden provocar fuertes retortijones, y desencadenar ataques de diarrea. Evítelos leyendo las etiquetas de los envases y diciendo NO a todo lo que contenga edulcorantes artificiales, como sorbitol, aspartamo y sacarina. Tenga en cuenta que muchos alimentos que dicen en sus etiquetas que no engordan contienen sustitutos del azúcar.

- No tome azúcar: Tal como he dicho anteriormente, el azúcar es un no–alimento ladrón de nutrientes que, a mi modo de ver, no le hará ningún favor a su salud. Aunque debo señalar que, cuando se trata del SCI, existe desacuerdo sobre si el azúcar empeora o no los síntomas. Muchos importantes naturópatas y expertos en nutrición coinciden en que una dieta con mucho azúcar refinado podría contribuir mucho en la aparición del SCI, primero porque un aumento rápido de los niveles de azúcar en sangre puede «paralizar» las contracciones rítmicas del intestino delgado, al ralentizar el trayecto de los alimentos y permitir que la flora intestinal se alimenten de azúcar por más tiempo. Es bien sabido que, de todos los componentes de la dieta, los hidratos de carbono (y eso incluye el azúcar) son los que causan mayor efecto sobre las bacterias intestinales y la formación de gas. Pero hay otros que creen que los azúcares simples no causan problemas a los afectados de SCI.

- Atención a los números E de las sustancias químicas.

- Todo lo que huela a conservantes o colorantes artificiales, o a potenciadores artificiales del sabor, es un posible precursor de ataques de SCI. Conviértase en un ávido lector de etiquetas. Ahórrese los aditivos innecesarios (muchos los son absolutamente). Diga que no a los productos que lleven números E, rellenos, aglutinantes, emulsionantes, almidones modificados, lactosa y fructosa. Haga su comida con ingredientes básicos, para saber lo que hay en ella, y elija tantos alimentos ecológicos como le sea posible.

- Niegue las efervescencias: Las bebidas carbonatadas están vetadas para quien padece SCI. No sólo porque las burbujas levan mucho gas al intestino, sino también porque pueden llevar aditivos artificiales y grandes cantidades de cafeína. Puede que el agua con gas ayude a algunos a digerir mejor, pero no conviene al SCI. El agua de manantial, las infusiones de hierbas y las sopas no sólo son más saludables, sino también más benignas para el intestino.

- Beba mucha agua: Pero hágalo entre comidas.

- Nada de café: Es bien conocido por su acción laxante. Si tiene una digestión sensible, el café puede causarle retortijones y obligarle a correr al baño. Y no, lo siento, el descafeinado no es la respuesta. La cafeína sólo es una de las 500 sustancias químicas del café, algunas de las cuales son sospechosas de provocar retortijones, lo último que necesita si tiene SCI. Sinceramente, mejor olvidarlo de una vez. Pruebe el sucedáneo de café de achicoria, o infusiones de hierbas. Sus tripas se lo agradecerán.

- Consuma poca leche de vaca: Parece que para algunos afectados de SCI es un alimento verdaderamente difícil de digerir, así que yo aconsejaría tomarla sólo si es ecológica, y en cantidades muy pequeñas, o buscar una alternativa. Las investigaciones han demostrado que evitando la lactosa (el azúcar natural contenido en la leche) se pueden aliviar los síntomas. La lactosa también puede usarse como aditivo, así que también es conveniente comprobarlo en las etiquetas de los alimentos.

- Sea ecológico con los huevos: A los enfermos de SCI puede parecerles que la grasa de la yema de huevo basta para desencadenar un ataque, pero la clara de huevo no suele ser un problema. En mi opinión, no hay ninguna ventaja en el uso de huevos de producción intensiva. Así que, si consume huevos, búsquelos ecológicos.

- Saque lo mejor de la fruta: Generalmente recomiendo que debe comerse mucha más fruta, y que debería tomarse con el estómago vacío. Esto va muy bien para muchas enfermedades digestivas, y sobre todo para la dispepsia, la hernia de hiato y el reflujo ácido. También puede ser bueno para algunos casos de SCI. Pero no para otros. Así que aquí tiene algunos consejos para sacar lo mejor de su fruta:

  ◆ Retire siempre la piel. La fibra que contiene es demasiado dura y, a menos que sea ecológica, será una fuente de residuos de pesticidas.

  ◆ Corte o ralle la fruta o sáquele el zumo. Combínelas con una bebida proteínica, o tómelas después de un desayuno con avena o arroz, o después de la comida principal, mejor que antes.

  ◆ La ensalada de fruta suele digerirse bien si se toma como primero, pero si tiene SCI pruebe a tomarla como postre. Mi experiencia con los pacientes de mi consulta es que el ruibarbo, las ciruelas y las naranjas son terribles precursores de los síntomas de SCI, y es mejor evitarlos.

  ◆ El zumo de fruta vertido en un sistema digestivo vacío y sensible puede provocar una necesidad urgente de vaciarse. El zumo de naranja envasado es el peor culpable. No lo compre.

- Otros zumos, como el de manzana y uva, también pueden perjudicar un sistema sensible si se toman con el estómago vacío. Es una de esas situaciones en que es mejor mezclar el zumo con leche de soja o con plátano, tómelo después de las comidas.
- El zumo de arándano es un buen acompañamiento para la cucharada diaria de semillas de lino. No elija el zumo con azúcar añadido.

Coma las verduras de forma correcta

Las verduras son los superalimentos de la naturaleza, atiborrados de protectores antioxidantes y de toda esa fibra dietética que tanta importancia tiene. Pero para quien padece SCI la fibra insoluble de las verduras puede resultar un peligroso precursor de sus síntomas. Además, la familia de la col, coles de Bruselas, bróculi, coliflor, etc., se descompone en derivados sulfúricos que liberan copiosas cantidades de gas. La humilde cebolla y todos sus parientes –ajo, puerro, escaloñas – producen el mismo efecto. En vez de dejar de tomar toda clase de verduras, pruebe algunos consejos que las pueden hacer más digerible:

- Cueza las verduras durante algo más de tiempo del que suela hacerlo. Al dente pueden ser saludables, pero no si ello convierte su digestión en una inacabable serie de dolorosos espasmos durante días.
- Mastique muy bien las verduras. Si le gusta la ensalada, no la tome como entrante, espere a haber ingerido otros alimentos.
- Haga todo tipo de sopas de verduras. Cuando las verduras se deshacen o se mezclan con otras verduras cocidas, se rompen las partículas de fibra, y es más fácil digerirlas. La ventaja es que así toma una gran cantidad de líquido muy nutritivo y cumple con su cuota diaria de verduras en una sola comida.

- Si hace puré con las verduras verdes, sobre todo la familia de las coles, mejorará su digestibilidad.
- Las hojas de espinaca bien cocidas pueden ser más digeribles que si se comen crudas en ensalada.
- Evite el maíz en todas sus formas. Tiene un gran contenido en fibra, pero está demostrado que para los enfermos de SCI es un destrozatripas.

Mejore la digestibilidad de las legumbres

De todos es sabido que las legumbres generan gran cantidad de gases. Pero, como sucede con algunas verduras, si se hacen puré, o se incluyen en sopas mixtas mejora su digestibilidad. Si prepara sus propias legumbres desde el principio, asegúrese de que están bien cocidas, cambie y espume el agua varias veces durante el remojo y la cocción. Por algo será que la espuma que aparece al cocerlas se llama «espuma flatulenta».

Si usa legumbres envasadas, cómprelas ecológicas, lávelas cuidadosamente en un colador antes de usarlas, para desechar el líquido que contiene el envase.

¿Cuáles son los alimentos buenos para el SCI?

La única forma de saber realmente qué alimentos tolera y cuáles no, es probarlo. Esta lista no es exclusiva, pero la redacté a partir de la información de mis pacientes.

Arroz basmati	Atún al natural
Boniatos	Clara de huevo
Fideos	Gambas
Garbanzos	Humus
Leche de almendra	Leche de avena

Leche de soja.	Mantequillas de frutos secos
Pan de masa agria	Pan de pita
Papillas de avena y salvado de avena	Pasta
Patatas	Pescado blanco
Pollo ecológico	Proteína de soja
Proteína vegetal texturizada	Queso de soja
Refrescos de arroz	Sopas de verduras
Tofu	Yogur desnatado (de leche de cabra u oveja)
Zanahorias	

Una de las mejores formas de aumentar la variedad de productos de su dieta es pasar un par de horas curioseando en una tienda de dietética. Se sorprenderá de la variedad de opciones disponibles.

Pruebe las terapias complementarias

Aunque aún hay pocos estudios médicos o científicos que apoyen su empleo, de la experiencia de los pacientes se extrae un balance muy positivo en lo que respecta a los beneficios de la aromaterapia, la reflexología, el masaje indio de cabeza y el shiatsu para reducir las tensiones.

- Meditación: es un método muy recomendable para conseguir un espacio propio y calmar la mente. Necesita práctica, pero persevere; los resultados valen la pena del esfuerzo y el tiempo invertidos.
- Medicina tradicional china: se ha demostrado que el empleo de la acupuntura y las hierbas son de gran utilidad

para los casos de SCI. Según la medicina tradicional china, el mal humor y las preocupaciones provocan el estancamiento de la energía en el hígado y el bazo, que desemboca en un mal funcionamiento gastrointestinal. Hay pacientes que aseguran que han mejorado tras someterse a sesiones de sanación espiritual.

- Hipnoterapia: tiene un historial impresionante en el tratamiento del SCI. En el Hospital de South Manchester, Inglaterra se llevó a cabo un estudio (del que se informó en la revista *Lancet*, en el número de julio de 1992) donde se concluyó que la hipnosis tenía un efecto calmante sobre el intestino, reducía el número de pulsaciones por minuto y ralentizaba la respiración.

Consejos para reducir el riesgo de SCI:

- Empiece por la fibra soluble. Trate la fibra insoluble con cuidado y respeto.
- Dé a la hora de la comida la importancia que merece y tómese su tiempo.
- Coma frutas, ensaladas y verduras al final de las comidas.
- Corte, triture o licue las frutas y verduras.
- Retire siempre la piel de las frutas y verduras.
- No coma alimentos que contengan mucha grasa.
- Beba abundante agua sin gas entre comidas.
- Haga más ejercicio, incluidos los de Kegel.
- Deje algún tiempo para usted cada día.
- Descanse todo lo que pueda.

13. Úlcera

La úlcera péptica es un término general para una llaga que puede aparecer cuando cualquier punto del recubrimiento del tracto digestivo se deteriora. Lo que ocurre es que los jugos gástricos se comen el recubrimiento, formando una úlcera. Podría estar en el mismo estómago, en la parte superior del intestino delgado (el duodeno) o, más raramente, en el esófago. Así pues, una úlcera péptica en el estómago se llama úlcera gástrica (porque afecta al recubrimiento gástrico), una úlcera en el duodeno se llama úlcera de duodeno, y en el esófago, úlcera de esófago.

Las estadísticas dicen que una de cada diez personas desarrolla una úlcera, cada año se diagnostican medio millón de casos nuevos, y más de un millón de personas acaban en el hospital, a menudo por complicaciones y por diagnóstico tardío.

Si no se trata, el recubrimiento del estómago o de los intestinos puede destruirse lentamente, se corre el riesgo de hemorragias internas, vómitos de sangre o sangre en las heces. Y existe la posibilidad de que aparezca una perforación, donde un agujero en la membrana permite que el contenido previamente retenido (comida a medio digerir, por ejemplo) se desparrame por la cavidad abdominal, provocando contaminación, infección e inflamación y poniendo incluso la vida en peligro. También hay pruebas que demuestran que las úlceras que no se tratan pueden convertirse en cáncer de estómago. Perdón si sueno melodramática, pero sólo quiero dar a conocer el peligro que se corre cuando una úlcera se ignora o no se trata debidamente.

Hasta hace relativamente poco, la opinión aceptada por los médicos era que las úlceras se generaban sobre todo por el estrés (que desestabilizaba la producción de ácido gástrico), o por medicamentos como los fármacos antiinflamatorios no esteroídicos (AiNEs) o la aspirina, y posiblemente se agravaban como consecuencia de comer alimentos grasos, especiados o ahumados, tomar café, fumar y abusar del alcohol. Se la etiquetó como «la enfermedad de la cultura preocupada, apresurada y especiada», y también se creía que la personalidad A, con prisas, tensiones y ambición, era más susceptible a las úlceras que la personalidad B, más lenta y menos propensa al nerviosismo. Todos estos factores, se razonaba, contribuían a una excesiva producción de ácido gástrico, que erosionaba el recubrimiento gástrico.

Úlceras por estrés

No hay ninguna duda de que la tensión permanente y abrumadora puede llegar a crear las condiciones necesarias para que aparezca una úlcera «por estrés», que muerda el recubrimiento interior de su estómago. También puede provocarla la ansiedad qua acarrea, por ejemplo, la preocupación por una operación pendiente o una estancia en el hospital. También se ha sugerido que el estrés que se desprende de problemas en las relaciones personales puede ser un precursor de úlcera, por ejemplo las relaciones personales en el puesto de trabajo, cuando uno teme no ser lo bastante bueno; como si no pudiera digerir lo que es. Una personalidad ulcerosa puede tener la inclinación de dirigir cualquier agresión hacia su propio interior. Un sujeto perfeccionista, aparentemente seguro de sí mismo por fuera, puede estar desarrollando una úlcera de situación, para presentar un «frente» a su falta de confianza. Hay investigaciones que sugieren que esos sujetos podrían beneficiarse del hecho de tragarse el orgullo y admitir su inmadura dependencia de una seguridad maternal.

Úlceras bacterianas

Aunque alguna –o todas– las situaciones citadas pueden aumentar el riesgo de úlcera, y podrían impedir la recuperación, hoy se sabe que la gran mayoría de úlceras las causa una bacteria, la *Helicobacter pylori* (generalmente escrito *H. Pylori*). Se instala en el reducido espacio que hay entre la pared intestinal y la mucosa que trata de protegerla del deterioro, y molesta al estómago para que produzca más ácido, que come a través del muro protector. ¡Existe el preocupante convencimiento de que esta bacteria es más prolífica que la Salmonella!

Podría estar en peligro de contraer úlcera si:

- Fuma. Fumar de manera continuada también puede impedir el éxito de cualquier tratamiento.
- Bebe demasiado alcohol. Esto se aplica de forma específica a la menos frecuente úlcera de esófago, aunque también puede afectar a la úlcera de estómago o de duodeno.
- Está sometido a una tensión excesiva y persistente. Toma medicamentos de la familia de la aspirina cuando le duele algo.
- Toma fármacos antiinflamatorios no esteroídicos.
- Tiene exceso o deficiencia de ácido gástrico.
- Lleva una dieta de poca calidad.
- Se agarra a sus emociones.

¿De dónde vienen las bacterias?

Las investigaciones posteriores han demostrado que la infección por la bacteria *H. pylori* puede pillarse en la juventud (como resultado de una mala calidad de vida y una mala alimentación) o bien puede contraerse de un portador. Suelen encontrarse infecciones generalizadas en grupos que viven confinados en espacios pequeños y en malas condiciones, donde hay poca higiene. La infección está presente en la saliva y en las heces.

En cuanto se atrinchera, ¡el bicho puede vivir con usted para siempre! A menos que se trate, por supuesto. Aunque no haya síntomas aparentes, puede ser que una persona sea portadora de la bacteria y la pase a otras que sí desarrollen la enfermedad.

La posibilidad de que la infección precursora de la úlcera pase entre miembros de la misma familia es tan fuerte que, en algunas regiones, se recomiendan programas exploratorios de antecedentes para analizar y tratar a familias enteras y amistades con mucha relación. No es que en cuanto se contagia la bacteria se desarrolle una úlcera de inmediato. La *H. Pylori* puede no dar ningún síntoma hasta que se den las condiciones «adecuadas», como una enfermedad que debilite las defensas.

La opinión generalizada es que no puede haber contagio a partir de animales. Pero respecto a esto me reservo la opinión. Si todavía nadie está seguro de cómo hace la bacteria para pasar de una persona a otra, y las bacterias raramente se detectan en la saliva humana, los jugos gástricos o las deposiciones, no entiendo cómo podemos ser tan enfáticos. Se sabe que los animales tienen una bacteria similar, y hasta que no sepamos cómo viaja la *H.pylori*, seguramente resulta sensato tomar medidas de higiene: lavarse las manos con cuidado después de trabajar o jugar con animales, y no permitirles nunca que laman la cara o la boca.

¿Quién está expuesto?

La úlcera puede afectar a cualquiera, pero algunos grupos parecen más susceptibles que otros. Es algo más corriente en hombres que en mujeres, y tiene más probabilidades de atacar a partir de los cincuenta. Hay quien sugiere que las personas más mayores pueden estar más expuestas, como consecuencia de la mala calidad de vida durante la segunda Guerra Mundial. Las probabilidades también son mayores con la edad, simplemente porque envejece el sistema digestivo y hay cambios en la producción natural de ácidos y enzimas digestivos.

Los síntomas

Los posibles síntomas de una úlcera péptica son:

- Ardor.
- Diarrea.
- Dolor asociado al acto de comer (úlcera de estómago).

- Dolor atormentante y abrasador.
- Dolor durante la noche.
- Dolor en los omoplatos.
- Dolor que aparece entre dos y cuatro horas después de comer (úlcera duodenal).
- Náuseas.
- Vómitos.

Su dieta

- No tome productos lácteos: Este conocido alérgeno también aparece como sospechoso en la sección de agravantes de la úlcera. Y si cuando se ha diagnosticado una úlcera se sigue tomando leche, podría frenar el proceso de curación.
- Considere la posibilidad de tener alergia a otros alimentos: Ha quedado demostrado que una dieta que elimine los alérgenos más corrientes aumenta las posibilidades de acelerar la recuperación y reduce el riesgo de recaída.
- Estimule la eliminación de residuos: Aumente la cantidad de fibra en su dieta. Además de verduras, legumbres, frutas y cereales, tome cada día una cucharada de semillas de lino trituradas o de polvo de psyllium.
- Siga un programa de suplementos básicos: No significa montones de pastillas distintas, sino la sensata cantidad de un comprimido de un complejo vitamínico y un gramo de vitamina C.
- Pruebe el zumo de col cruda y el zumo de patata cruda: Ambos son recomendaciones de los naturópatas para calmar la gastritis, el reflujo ácido y la úlcera. Se cree que por un lado los nutrientes de estos alimentos crudos ayudan a calmar las membranas de mucosa inflamadas, y además tienen la capacidad de neutralizar los ácidos del sistema y reequilibrar el metabolismo de minerales, con lo que se estimula la recuperación. No son los remedios más sabro-

sos del mundo, pero hay formas de «tragarlos» sin hacer demasiadas muecas. Licue hojas frescas y tiernas de col y una patata biológica cruda con apio, zanahoria y manzana. Prepare lo suficiente para tomar tres vasos cada día. Mantenga el zumo en sitio fresco y tómelo antes de las comidas. También es recomendable conservar el agua donde se han cocido patatas o donde se ha hervido col, y añadirla a sopas o zumos. También puede hacer una sopa de col y otras verduras variadas. Use ingredientes biológicos siempre que pueda.

- Pruebe la sopa hecha con zanahoria, chirivía y calabaza: Es rica en potasio y betacaroteno, y es muy nutritiva, además de calmante si tiene el estómago llagado. Basta lavar y cortar los ingredientes, cocerlos hasta que estén tiernos y triturarlos hasta hacer una papilla cremosa.
- Haga una papilla de plátano: Asegúrese de que están maduros. Son un tentempié nutritivo y fácil de digerir.
- Invierta en zumos «verdes» de calidad: Son un valioso reconstituyente si no tiene ganas de comer o si se está recuperando de una úlcera u otra enfermedad. Está cargado de nutrientes de fácil absorción y es fácil de preparar; añádalo a sopas y zumos. En el mercado encontrará zumos de verduras, simples o mixtos. Elija marcas de primera calidad y si es posible con garantía de usar verduras biológicas.

Además:

- Evite los alimentos grasos.
- Mantenga la ingesta de sal y café bajo un límite sensato.
- No tome azúcar ni coma demasiados dulces. El exceso de dulces puede provocar un exceso de producción de ácido.
- Siga una dieta rica en verduras y frutas frescas.
- Compre productos biológicos siempre que pueda.
- Lave cuidadosamente todas las frutas y verduras antes de su uso.

Consejos para reducir el riesgo de úlcera:

- No fume.
- Beba alcohol con moderación.
- No coma alimentos azucarados ni grasos.
- No tome aspirina con el estómago vacío.
- Mantenga bajo mínimos la toma de medicamentos con aspirina y AINEs.
- Luche contra el estrés.
- Siga una dieta rica en alimentos frescos y enteros.
- Evite la leche de vaca.
- Haga una prioridad de la higiene personal.
- Mejore su digestión.

BIBLIOGRAFÍA

Cardas, Elena, *Mejore su salud con ejercicios respiración*, Ed. Abraxas, Barcelona, 2004.

Cervera, Cala H., *Candidiasis crónica*, Ediciones Robinbook, Barcelona, 2003.

Dethlefsen, Torwald y Dahke, Rudiger, *La enfermedad como camino*, Plaza & Janés, Barcelona, 1999.

Gottschall, Elaine, *Romper el círculo vicioso: salud intestinal mediante la dieta. Enfermedad de Crohn, celíaca, colitis ulcerosa*. Ediciones de la Universidad de Navarra, Navarra, 2002.

Guías Clínicas Fisterra: www.fisterra.com.

Guytion, A. C., *Tratado de psicología médica*, McGraw–Hill/Interamericana de España, S.A., Aravaca (Madrid), 2001.

Hay, Louise, *Usted puede sanar su vida*, Urano, Barcelona, 1993.

Mahaut, Michel, *Productos lácteos industriales*, Editora Acribia, Zaragoza, 2003.

Murray M. T. y Pizzomo, J. E., *Enciclopedia de medicina natural*, Tutor, Madrid, 2002.

Colección Workshop Salud:

Asma y alergias. La solución natural - *Andrew Redford*

La Alimentación energética - *Robert Palmer y Anna Cole*

La práctica de la visualización curativa - *Sharon Wayne*

Técnicas taoístas para vivir más - *Iravan Lee*

Soluciones para el dolor de espalda - *Andrew Rowling*

Técnicas de la sexualidad oriental - *Amanda Hu*

Técnicas curativas del Aloe Vera- *Timothée Lambert*

Técnicas prácticas de respiración - *Alexandra Leblanc*

Técnicas de relajación psicosomática - *Colin Wilson y Amy Brooks*

Técnicas de PNL - *Isabelle Jussieu*

Técnicas de curación energética - *Andrew Bell*

Soluciones Antiaging - *Ethan Yates*

Terapias naturales contra el estrés y la ansiedad - *Thalia Blair*